L'IMPUISSANCE SEXUELLE

CHEZ L'HOMME ET LA FEMME

SAINT-DENIS. — IMPRIMERIE SÉGUIN, 20, RUE DE PARIS.

L'IMPUISSANCE

SEXUELLE

CHEZ L'HOMME ET LA FEMME

PAR

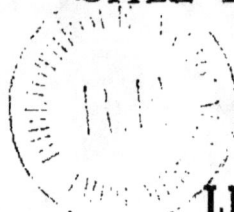

LE Dr W.-A. HAMMOND

CHIRURGIEN GÉNÉRAL DE L'ARMÉE DES ÉTATS-UNIS
PROFESSEUR DES MALADIES MENTALES ET NERVEUSES A L'ÉCOLE
DE MÉDECINE DE NEW-YORK

Nam quicquid essentia dignum est
id etiam scientia dignum.

BACON.

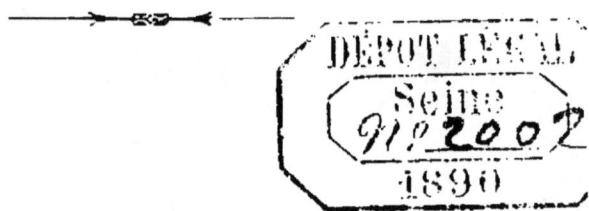

PARIS

LECROSNIER ET BABÉ, LIBRAIRES-ÉDITEURS
23, PLACE DE L'ÉCOLE DE MÉDECINE

—

1890

AVANT-PROPOS

Par impuissance sexuelle on entend une impossibilité ou difficulté dans l'accomplissement de l'acte copulateur. L'impuissance chez l'homme, dont il est question dans la première section de ce livre, implique l'existence de quelque malformation, maladie ou anomalie des organes génitaux, soit primaire, soit secondaire, d'où il résulte :

1° Absence de désir sexuel, ou

2° Absence de la faculté d'érection et d'intromission, ou

3° Absence de la faculté d'éjaculer le liquide séminal dans le vagin, ou

4° Absence de la faculté d'éprouver du plaisir

pendant l'acte copulateur et au moment de l'éjaculation.

Comme on le voit, l'impuissance ne se rapporte qu'à l'acte sexuel et diffère, par conséquent, de la stérilité avec laquelle elle est toutefois souvent confondue. Cette dernière ne consistant qu'en l'impossibilité d'engendrer progéniture, un homme peut être impuissant sans être stérile, et stérile sans être impuissant.

Je me propose, dans cette première partie, d'étudier l'impuissance sexuelle telle qu'elle existe chez l'homme sous les rubriques que je viens d'énumérer. Ce faisant, je m'efforcerai de redresser certaines théories erronées très répandues non seulement à l'égard de l'exercice normal des organes générateurs, mais aussi à l'égard des abus qui en sont faits. Je m'attacherai particulièrement à considérer différentes formes d'impuissance d'origine mentale qui, tout en étant probablement assez communes, n'ont pas encore, à mon sens, attiré l'attention qu'elles méritent.

Dans la seconde section, je m'occuperai de l'impuissance sexuelle chez la femme, chez qui elle est, toutefois, de beaucoup moins importante que chez l'homme. Elle existe néanmoins et est souvent la cause de grands ennuis. Je me suis efforcé d'exposer la question d'une façon suffisamment complète. Je l'étudie sous trois titres :

1° Absence de désir sexuel ;

2° Impossibilité, en raison de conditions physiques, de recevoir le pénis dans le vagin ;

3° Impossibilité d'éprouver l'orgasme sexuel.

L'IMPUISSANCE SEXUELLE

CHEZ L'HOMME ET LA FEMME

PREMIÈRE SECTION

IMPUISSANCE CHEZ L'HOMME

CHAPITRE PREMIER

Absence du désir sexuel.

Sans désir vénérien, l'acte sexuel ne serait probablement jamais exécuté. Ambroise Paré, avec sa naïveté ordinaire de langage, dit : « l'usage des parties génératives est accompagné d'un très grand plaisir, et aux animaux qui sont en la fleur de leur âge, certaines rages et cupidités furieuses procèdent dudit usage ; ce que nature a ordonné afin que l'espèce demeure à jamais incorruptible et éternelle par la multiplication de ses individus, et partout la nature a voulu que les animaux fussent aiguillonnés d'une ardeur et envie extrême de se coupler ensemble et qu'à ce désir fût conjointe une grande et chatouilleuse volupté afin, d'autant qu'ils n'ont point de raison, qu'ils fussent néanmoins par l'aiguillon du plaisir incités à se mettre en devoir pour conserver et maintenir leur espèce et genre. Mais l'homme qui est doué de raison, étant une créature divine et très noble, ne consentirait jamais à s'assujettir à chose aussi immonde et abjecte que l'est la copulation charnelle, si les titillations voluptueuses venant de ces parties ne relâchaient la sévérité de son esprit et si la raison ne lui disait que son nom ne devrait point périr avec lui, mais devrait être conservé à travers toutes les générations autant que possible, par la propagation de son espèce. »

I. Absence originelle de tout désir sexuel. — Il n'est point douteux qu'il existe des personnes ayant les apparences de la santé qui n'ont jamais éprouvé de désir sexuel, bien que le nombre de ces individus dans le sexe masculin soit extrêmement petit. On a dit que sir Isaac Newton n'avait jamais exécuté l'acte sexuel, et le fait a été cité comme exemple du point dont il s'agit, mais à tort à mon avis. Dans toute mon expérience, je n'ai rencontré que deux cas de ce genre et ils sont assez intéressants pour que je n'hésite point à en donner les détails ici.

M. M.-W., âgé de trente-trois ans, homme vigoureux, bien bâti et d'apparence saine, me consulta le 11 décembre 1860, afin, dit-il, de savoir si quelque chose pouvait être tenté pour lui. Il déclara n'avoir jamais éprouvé le moindre désir de l'acte sexuel, ni la moindre excitation véné-

rienne bien qu'il eût à plusieurs reprises tenté de
provoquer cette dernière par des lectures érotiques
et la fréquentation de femmes de débauche. Mais
loin d'obtenir le résultat désiré, il n'aboutissait
jusque-là qu'au phénomène contraire, sa répugnance augmentant, et quand il persévérait dans
ses efforts, des nausées et des vomissements accompagnés de prostration nerveuse et physique faisant
leur apparition. Il déclara n'avoir jamais pratiqué
l'onanisme, mais que depuis qu'il avait atteint l'âge
de dix-sept ans, il avait eu durant son sommeil ce
qu'il supposait être des émissions séminales, environ une fois tous les deux ou trois mois. Dans un
cas il avait persisté dans sa tentative de copulation
malgré l'absence de désir et les phénomènes men-
taux et physiques désagréables qui se produisirent;
mais bien qu'il y eût une érection vigoureuse causée
par les sollicitations manuelles de la part de la
Circé sur qui l'expérience était faite, l'érection se
dissipa aussitôt que l'intromission fut tentée. Il avait
alors environ vingt-deux ans, et l'expérience lui
apprit qu'il pourrait y avoir du plaisir dans l'o-
nanisme. Comme je l'ai dit toutefois, il déclarait très absolument qu'il ne s'était jamais abandonné à ce vice, et comme son langage et sa manière étaient d'une franchise extrême, je n'ai
aucune raison de douter de la vérité de son dire.
Souvent, comme il me l'apprit, il avait essayé d'exciter ses désirs en imaginant des scènes érotiques
variées, mais bien que l'érection se produisît, il n'y
avait point de désir; au contraire, il survenait aussitôt des sentiments de répugnance et de dégoût.

Dans ce cas, le sujet était apte à éprouver des
érections par excitation psychique et tactile, mais
l'appétit sexuel semblait ne pas s'être développé, et
en outre il y avait ce fait remarquable que l'idée
de la copulation excitait le dégoût et non le plaisir.
Sans cette dernière circonstance, le patient eût sans
doute pu exécuter mécaniquement l'acte sexuel et
y eût peut être éprouvé du plaisir.

Il y avait beaucoup de raisons pour qu'il se ma-
riât ; il était curateur d'une grande fortune pour
les enfants qu'il pourrait avoir, mais s'il n'avait de
postérité, cette fortune devait sortir de sa famille
pour aller en partie à des personnes à lui inconnues,
et en partie à des institutions charitables. D'autre
part, si étrange que cela puisse paraître, il aimait
la société des femmes, et désirait vivement avoir
son foyer et une femme avec qui il pût au moins
s'unir d'une façon platonique. Dans son état actuel,
il sentait que toutes ces choses étaient impossibles,
et il était venu à moi espérant que dans les ressources de la médecine il pouvait se trouver quelque
agent qui pourrait changer sa nature de façon à
lui rendre possible l'acte sexuel même s'il demeurait impossible de développer le désir.

Je ne vis aucun moyen d'arriver à ce résultat,
à moins toutefois qu'il ne lui fût possible d'accomplir l'acte sexuel, malgré le dégoût, la faiblesse, la
nausée et les vomissements, et grâce à des efforts
persévérants pour vaincre cette idiosyncrasie. Il
promit de réitérer ses tentatives, mais il revint
un mois plus tard m'informer que cette méthode
de traitement était impossible. Il prit part à la

guerre civile et fut tué à Antietam ou à Gettysburg.

Dans l'autre cas, le patient, âgé de vingt-sept ans, n'avait jamais éprouvé de désirs sexuels, bien que les organes fussent bien formés et de dimensions normales. La friction du pénis, l'application de la chaleur ou même le décubitus dorsal produisaient aisément l'érection, mais il n'en résultait aucune excitation vénérienne ordinaire; il survenait un désir irrésistible de boissons alcooliques, et le patient se jetait dans une orgie d'ivresse. A l'égard des femmes, un vif sentiment de dégoût, et une répugnance plus grande encore à l'acte sexuel. Bien des fois des tentatives d'accouplement furent faites durant l'érection, mais le pénis devenait aussitôt flasque et mou. Dans ce cas, réciproquement, le désir de l'alcool provoquait des érections, et dans ces conditions la masturbation avait été fréquemment pratiquée. Le patient mourut plus tard dans le coma au cours d'une violente congestion cérébrale.

II. ABSENCE DE DÉSIRS SEXUELS, ACQUISE. — Différentes circonstances exercent une influence dans l'abolition du désir sexuel naturel. Parmi celles-ci je noterai les suivantes :

a). *Préoccupations mentales.* — L'on sait bien que quand l'esprit pense fortement à des sujets d'un caractère étranger à la passion naturelle, les désirs vénériens n'existent point. Chacun de nous en a plus ou moins fait l'expérience personnellement, et dans la majorité des cas l'impuissance ainsi provoquée est temporaire, les désirs reparaissant quand cesse la préoccupation mentale. Mais

dans quelques cas, l'esprit est si continuellement
absorbé dans d'autres pensées et émotions que l'appétit sexuel est entièrement aboli et ne reparaît
point même s'il y a des périodes de repos intellectuel ou émotionnel. L'on a dit que sir Isaac Newton
n'avait jamais pratiqué le coït. Peut-être irait-on
trop loin en disant qu'il n'a jamais éprouvé les désirs
sexuels, mais, préoccupé qu'il était de sujets exigeant une pensée très forte et incessante, il est très
vraisemblable qu'il était par cela même pratique-
ment inapte à l'acte sexuel.— La simple distraction,
même temporaire, suffit, comme Sterne nous l'a
comiquement rappelé, à rendre l'homme sexuellement impuissant pour un temps. — J'ai pu recueillir personnellement différents cas intéressants
d'impuissance temporaire due à la cessation subite
des désirs sexuels par suite de la direction différente prise soudainement par la pensée au cours de
l'acte vénérien.

Un homme marié, image de la santé robuste,
vint me consulter pour un inconvénient de ce genre.
Il était marié depuis peu, et était fort attaché à sa
femme, mais depuis un an, chaque fois qu'il tentait
l'acte sexuel, une pensée quelconque, souvent de
caractère comique, s'emparait de son esprit, et venait éteindre tout désir au moment même où commençait l'orgasme. Le pénis devenait flasque aussitôt,
et l'acte ne s'achevait point. C'est ainsi que dans
la nuit qui précéda le jour où je le vis, il avait
essayé de réaliser l'acte conjugal; l'érection fut
vigoureuse, mais au moment de l'acmé une histoire comique qu'il avait lue le soir dans un journal

amusant lui traversa l'esprit, et ses désirs disparurent aussitôt, le pénis devint flasque et il n'y eut point d'éjaculation. Dans une autre occasion, pareillement, la pensée d'un achat qu'il avait fait lui revint en tête et le résultat fut le même.

Ces échecs répétés et ces désappointements l'avaient beaucoup dérangé mentalement. Il était très déprimé, presque mélancolique, et avait souvent sérieusement songé au suicide.

Dans un autre cas, le patient, un jeune homme, dont l'esprit était soumis à une forte tension, par suite de ses occupations — c'était un joueur de profession — éprouvait, après son travail nocturne, de vifs désirs sexuels qu'il ne pouvait satisfaire, car au cours du coït il surgissait inévitablement en son esprit quelque pensée relative à ses affaires, et son désir, comme la faculté de le satisfaire, s'évanouissait aussitôt. Dans ces deux cas et dans d'autres que j'ai rencontrés, j'ai vu que mes sujets étaient doués d'une forte impressionnabilité, et que la première occurrence du phénomène, qui chez la plupart des autres hommes n'eût point produit d'impression durable, leur avait fait un tel effet que lors d'une seconde tentative, la crainte surgissait de voir se répéter le phénomène, et la conséquence était que l'appréhension se réalisait. A chaque tentative, la crainte reparaissait de l'invasion d'une pensée étrangère, et grâce au principe de l'*expectant attention,* le phénomène sur lequel l'esprit était concentré et qui était à tel point redouté, se présentait avec une ponctualité pénible. Il est essentiel, pour l'accomplissement de l'acte sexuel,

que l'homme ait confiance en lui-même. Si cette
confiance est amoindrie, et plus encore, si elle est
détruite, un échec est certain, et l'impuissance
s'établit.

Pour traiter les cas de ce genre, il est d'abord
nécessaire de débarrasser le patient de son ap-
paéhension, de façon que sa tentative se fasse
sans qu'il ait la crainte, au moindre degré, de voir
surgir quoi que ce soit de nature à interrompre le
cours normal des choses. La seule façon de parvenir
à ce but, à ma connaissance, consiste à amener le
patient à s'abstenir absolument de toute tentative
durant plusieurs mois ; grâce à ce régime, le désir
devient généralement si vif, dans un homme normalement vigoureux, que le désir l'emporte sur
toutes les craintes possibles, et une fois ce résultat
atteint, l'inconvénient ne peut plus se représenter.

Je conseillai donc au patient marié d'occuper une
chambre séparée de celle de sa femme, et de ne rien
tenter avant trois mois. Je comptais ainsi détruire
l'habitude qu'avait prise son cerveau d'associer des
idées étrangères avec l'acte sexuel, et permettre au
centre sexuel de prendre, par le repos, une vigueur
nouvelle. Dans le même but, je conseillai à l'autre
patient de faire un voyage maritime qu'il projetait,
et de ne point tenter l'acte sexuel avant son retour,
qui devait avoir lieu au bout de quatre mois. Le traitement réussit à merveille dans les deux cas, si bien
qu'il ne se présenta pas la moindre difficulté à l'expi-
ration du temps d'épreuve.

Dans un autre cas, le patient, un ingénieur civil,
occupé à une besogne exigeant des calculs pro-

longés, s'aperçut que ses désirs étaient complètemen
éteints. Il n'y avait rien de très étonnant à ceci, ca
ces travaux sont de ceux qui peuvent le mieux ab
sorber l'esprit, le distraire des pensées sexuelles e
éteindre les désirs. Leur influence est si forte qu
MM. Grimaud de Caux et Martin Saint Ange [1] con
seillent la lecture des sciences mathématiques comm
étant l'un des moyens les plus efficaces pour calme
l'excitation vénérienne excessive. En outre, Brous
sais [2] a observé que la faculté génésique est diminuée par la concentration mentale requise par les
études mathématiques. Dans ses leçons de phrénologie à la Faculté de médecine de Paris, il a non
seulement insisté sur ce point, mais montré les
crânes de deux mathématiciens éminents qui non
seulement ne s'étaient jamais mariés, mais qui
éprouvaient de l'aversion pour la femme et n'avaient
jamais, dit-on, pratiqué l'acte sexuel [3]. Mais revenons-
en au cas de l'ingénieur. Tandis qu'il était occupé par
des calculs nécessaires à l'exécution du travail qui
l'absorbait et qui demandait environ quatorze heures
par jour de travail mental violent, il n'éprouva aucun désir sexuel, et, bien que marié, pendant plus
d'un an il ne tenta pas l'acte conjugal. En fait, sa
répugnance pour celui-ci était telle que, craignant la
tentative, il avait persuadé sa femme de faire un
voyage en Europe, et celle-ci avait été absente pendant plusieurs mois, et venait d'opérer son retour
quand son mari vint me consulter.

[1] *Histoire de la génération de l'homme*, Paris, 1847, p. 294.
[2] *Cours de phrénologie*, Paris, 1836, p. 183.
[3] *Ibid.*, p. 180.

Peu de temps après le retour de celle-ci, me dit le mari, il avait, plus par devoir et par affection que par désir sexuel, tenté d'accomplir l'acte conjugal, mais il avait échoué misérablement. Il n'éprouvait aucun désir et ne pouvait arriver à réveiller un appétit depuis si longtemps disparu. Cet état de choses ne pouvait continuer longtemps sans que la paix et l'harmonie qui avaient jusque-là régné dans la famille fussent exposées à être compromises. Il craignait déjà que sa femme n'attribuât son impuissance à des excès avec d'autres femmes, et c'est ce qui le déterminait à venir prendre mon avis sur son état.

Après examen, je reconnus qu'il n'y avait aucune anomalie dans les fonctions et la structure des organes génitaux. Le pénis avait les dimensions normales, les testicules étaient volumineux, fermes et sains. Des pollutions nocturnes se présentaient en moyenne une fois par mois, généralement, mais non toujours, accompagnées de rêves érotiques. Des érections se produisaient souvent de nuit, mais elles étaient douloureuses, et ne s'accompagnaient point de désirs. Elles résultaient sans doute de la congestion de la moelle due au décubitus dorsal, et de la distension de la vessie par l'urine. Le patient était convaincu que si ses désirs pouvaient être éveillés, nulle difficulté ne viendrait entraver l'exécution physiologique de l'acte sexuel, et il était très désireux de voir revenir ceux-ci. Car, bien qu'il n'y eût jamais eu d'excès, jusqu'au début de la période pathologique, les désirs et la puissance sexuels avaient conservé toute leur intégrité. Toutefois, par ma

conversation avec lui, je me convainquis que son
désir de voir revenir sa santé sexuelle n'avait d'autre
fondement que les nécessités de la situation, et la
crainte des conséquences possibles de celle-ci à
l'égard de sa santé et de son bonheur conjugal. Il
ne semblait pas qu'il y eût trace d'appétit vénérien.

Après mûre réflexion, je ne vis aucun moyen d'a-
méliorer la situation du patient, si ce n'est en l'engageant à laisser de côté ses affaires pour un temps
et à se consacrer entièrement à la société de sa
femme. En même temps, je conseillai l'application
d'électricité statique à la nuque dans le but d'obtenir une contre-irritation ; je comptais d'ailleurs
aussi un peu sur l'effet moral. Les motifs qui ani-
maient le patient étaient si puissants qu'il abandonna
aussitôt sa situation très lucrative, et se soumit in-
continent au traitement prescrit. Il acheta une petite villa près de la ville, s'y installa avec sa femme
et recommença sa cour auprès d'elle, comme il
l'avait faite sept ans auparavant. Toutefois, selon
mes avis, il ne tenta point l'acte conjugal, et attendit
avec patience le réveil de ses désirs. Le retour à la
santé ne se fit point attendre beaucoup, car au bout
de trois mois, il commença à éprouver les désirs qu'il
ne connaissait plus depuis si longtemps, et la guérison complète ne tarda point à se produire. Grâce au
bon sens de sa femme à qui j'expliquai entièrement
la situation, et qui, assurée de l'affection de son mari,
se comporta avec une rare bonté et discrétion, le
cours de son rétablissement ne fut point interrompu.
Il n'oubliera toutefois pas de longtemps qu'Uranie

est une maîtresse plus exigeante et plus épuisante
que Vénus même.

Grimaud de Caux et Martin Saint-Ange citent
un cas dans lequel un célèbre mathématicien était
toujours interrompu dans l'exécution de l'acte conjugal, par des problèmes de géométrie ou des opérations dont il s'était occupé durant la journée, et
qui lui revenaient à l'esprit. Le traitement employé différa de celui que j'ai prescrit dans des cas
analogues, en ce que l'on conseilla à sa femme de
ne lui permettre de l'approcher, que s'il se trouvait en un état de demi-ébriété. On espérait qu'ainsi
son intelligence serait suffisamment affaiblie pour
permettre à l'appétit sexuel de conserver son empire
sur son esprit. Un succès complet fut le résultat
de cette thérapeutique. Il me semble toutefois que
l'autre méthode est de tous points préférable, ayant
été couronnée de succès dans tous les cas.

Il y a beaucoup d'indifférence sexuelle, et par
conséquent, d'impuissance chez les hommes dont
l'esprit est tout entier absorbé dans des occupations
très actives qui exigent toute leur énergie mentale,
et, en conséquence, ne laissent rien pour les passions purement animales. Ces hommes n'ont pas
de plaisirs dans la vie, en dehors de ceux qui
se rattachent à l'acquisition de la fortune; la société, les distractions, bonnes ou mauvaises, les
cartes, le théâtre, la musique, la littérature ne les
attirent jamais. S'ils sont mariés, ils se couchent
pour dormir, s'ils le peuvent, car ils sont épuisés
par les agitations et les inquiétudes de la journée.
S'ils sont célibataires, ils rentrent le soir dans leur

intérieur solitaire pour étudier les marchés et projeter des nouvelles combinaisons. L'acte sexuel leur est entièrement indifférent; leurs désirs sont éteints.

Il est rare que le médecin soit consulté par eux avant le moment où, ayant réussi ou échoué dans leurs affaires, ils s'aperçoivent non seulement que les désirs font défaut, mais qu'il est impossible de réveiller l'appétit sexuel. Tandis qu'en d'autres matières, il est exact que l'homme ne regrette point l'absence de ce à quoi il n'attache point de prix, les choses vont très différemment en ce qui concerne les questions sexuelles. Bien qu'un homme du genre de ceux dont je viens de parler se soucie peu de sa faculté virile en elle-même, il est des considérations secondaires qu'il sent ne pouvoir négliger. Parmi celles-ci est la crainte qu'en perdant son appétit sexuel, il ne travaille à constituer la base d'une future paralysie, même si cette perte n'est point un des signes précurseurs de l'approche de ce mal; il y a encore le désir d'enfants à qui transmettre sa fortune, et s'il est célibataire, il peut désirer les conforts d'un bon chez-soi, et la société d'une femme cultivée et élégante.

Mais il est difficile de traiter les cas de ce genre. La pensée, les émotions, les appétits mêmes ont été si longtemps concentrés sur un point particulier qu'il est presque impossible de les canaliser dans une autre direction. Une seconde nature s'est formée, avec des buts et des désirs entièrement différents de ceux qui sont inhérents et naturels à l'individu. En outre, en même temps qu'il y a diminution de la tendance naturelle à l'acte sexuel, il se trouve souvent, dans ces cas, une perte véritable de la faculté génésique, et grâce à la réaction des deux conditions l'une sur l'autre, le pronostic devient plus défavorable encore. Il est toutefois des cas où la faculté est simplement affaiblie. A ces patients, la société de femmes agréables et honnêtes peut être recommandée comme constituant un adjuvant efficace aux autres mesures proposées. Celles-ci doivent consister en un changement complet d'habitudes ; le patient doit consacrer beaucoup de son temps aux distractions, à l'exercice physique et à des occupations tendant à développer en lui des émotions différentes de celles qu'il a éprouvées jusqu'alors. Rien n'est meilleur que la cessation de la participation aux affaires, et les voyages au loin.

Le traitement doit être principalement moral et hygiénique, mais je pense que s'il y a le moindre soupçon d'une atteinte à la santé générale, de petites doses de strychnine, prises pendant un temps assez long, seront utiles. Je suis assuré d'avoir obtenu de bons résultats d'un traitement dans lequel le patient prenait trois fois par jour, avant les repas, 10 gouttes d'une solution de strychnine à 6 centigrammes pour 30 c.c. d'eau.

D'habitude, même dans les cas légers, il faut des mois avant que le désir sexuel éteint vienne à se rallumer, et il faut plus de temps encore pour que le degré normal des désirs soit rétabli. Dans les cas où il y a quelque perte de la puissance génésique, les chances de guérison sont moindres, ainsi que je l'ai dit ; mais c'est dans le chapitre suivant qu'il y aura plutôt lieu de les considérer.

b). Suppression des désirs sexuels par suite d'onanisme. — L'onanisme, quand il est poussé à l'excès, trouble l'appétit sexuel et détermine l'impuissance, et ceci tout à fait indépendamment de la perte du pouvoir sexuel qui se produit généralement par la suite. L'imagination est toujours un excitant plus puissant des désirs sexuels que ne l'est le stimulus physiologique fourni par la nature. L'onaniste se repose sur la fertilité et l'extravagance des images obscènes qui se présentent à son esprit pour augmenter le plaisir qu'il tire de son acte, et il ajoute souvent à la vivacité de ses impressions en lisant des ouvrages ou en regardant des images obscènes. A mesure que le temps s'écoule, il découvre que, conformément aux lois de l'organisme, les images qui à une époque ont suffi à produire l'excitation vénérienne voulue, ont perdu leur puissance, exactement comme une substance à saveur forte, quand elle est souvent absorbée, finit par ne plus produire d'impressions agréables sur les papilles gustatives. Il imagine alors des images plus libidineuses encore et plus antinaturelles, jusqu'au moment où, lorsqu'il essaye de consommer l'acte sexuel, il s'aperçoit que la réalité est à tel point inférieure à ce que son imagination l'a amené à se figurer, qu'il est hors d'état de stimuler suffisamment ses désirs. En fait, il est impuissant à l'égard de la femme, il ne désire plus l'acte sexuel, mais s'abandonne à son habitude fatale, connaissant les ressources presque illimitées de son imagination quand il s'agit de fournir des excitations à ses désirs. Les gens de cette sorte fuient la société de la femme, deviennent souvent de véritables misogynes, et sont atteints d'une extinction totale du désir sexuel.

Il convient de séparer les cas de ce genre des cas beaucoup plus communs où il y a une perte de l'érection, condition qui résulte tôt ou tard des excès prolongés de la masturbation. Dans un cas il y a un phénomène purement mental; dans l'autre, un phénomène physique; mais souvent les deux états coexistent chez le même individu.

Un jeune homme que son père voulait marier, et qui avait continuellement ajourné les projets de celui-ci, pour une raison ou pour une autre, tout en entrant dans ses vues, finit par avouer qu'il n'avait aucun désir sexuel, et pria que désormais on ne lui parlât plus de mariage. Le père, inquiet de la santé de son fils, insista pour qu'il consultât un médecin, et à force de l'importuner, finit par obtenir son consentement. Le jeune homme vint alors me voir. Dès sa première visite, il pria son père de le laisser seul avec moi, et il m'avoua immédiatement que durant plusieurs années il s'était adonné à l'onanisme, mais avec modération; qu'il avait eu de temps à autre des rapports sexuels, et, comme il le disait, dans des conditions favorables à l'accomplissement physiologique complet de cet acte, mais qu'après mûre réflexion sur la matière, il était arrivé à la conclusion que la masturbation procure plus de plaisir, et donne en somme moins de dérangement. En fait, il n'avait aucun désir de rapports sexuels, mais préférait continuer comme il avait commencé, sa manière de faire étant, à ce qu'il disait, telle qu'elle le satisfaisait pleinement.

Je m'efforçai de lui montrer les conséquences inévitables de sa conduite, en ce qui concernait sa puissance sexuelle, aussi bien que l'état de dégradation mentale qui devait certainement en résulter ; mais ce fut en vain, et quand il me quitta j'étais arrivé à la conclusion que je me trouvais en présence d'un de ses cas de perversion sexuelle dont je vais parler tout à l'heure, et qu'il n'y avait pas à songer à le traiter par des moyens médicaux. Le calme et le cynisme avec lequel il parlait de ce sujet, et les raisons qu'il invoquait à l'appui de sa thèse me firent arriver à cette conclusion, et aussi à la conviction qu'il y avait quelques grains de folie en lui qui un jour se développeraient et finiraient par l'envahir tout entier. Je ne le revis plus, et n'en entendis pas parler pendant une année environ. Au bout de ce temps, il se présenta un jour chez moi, avec une assez jolie jeune femme qu'il me présenta comme étant sa femme. Je le félicitai, puis je priai la jeune femme de passer dans la pièce voisine ; le mari m'informa qu'après m'avoir quitté, un an auparavant, il avait sérieusement réfléchi à ce que je lui avais dit, et qu'il avait fini par arriver à la conclusion que j'avais raison et qu'il ferait bien de changer sa conduite. Il alla jusqu'à rendre plusieurs visites à la jeune personne que son père voulait lui voir épouser, mais ceci ne produisit aucun effet. Il fréquenta ensuite pendant un temps des maisons de prostitution, mais il n'avait jamais pu arriver à tenter l'acte sexuel. Il avait ses idées de moralité et de décence auxquelles il était fort attaché, à sa façon, et ce fut là en partie la raison de son insuccès; mais la principale raison était qu'il avait un dégoût profond pour l'acte sexuel et pour les phénomènes qui l'accompagnent, surtout quand il s'agissait de femmes qui en faisaient leur métier.

Il pensa alors à se lier d'une façon permanente avec quelques femmes afin de voir s'il pouvait jouer son rôle dans le mariage. Il choisit une femme qui devait, pensait-il, convenir à cette expérience, mais avec une semaine de cohabitation, il s'en sépara, n'ayant pu réveiller suffisamment ses propres désirs, pour l'amener à tenter l'acte.

Mais un mois avant sa visite, il avait rendu visite à un cirque qui passait dans un village où il faisait un séjour chez un ami. Il s'éprit subitement d'une jeune femme du Cirque, qui montait un cheval sans selle ni bride, avec beaucoup d'agilité et d'audace. Il lui fit des propositions qu'elle rejeta avec indignation, et finit par offrir le mariage. Il fut accepté de suite, se maria le même jour, et a été depuis le plus heureux des hommes. En somme, la conclusion a été meilleure qu'on n'était en droit de l'espérer.

c). *Extinction des désirs par perversion de l'appétit sexuel.* — Il arrive parfois que la perversion de l'appétit sexuel va beaucoup plus loin qu'elle ne l'a fait dans le cas de ce jeune homme, et que des habitudes bien plus antinaturelles et dégradantes que la masturbation prennent la place de la fonction physiologique normale. Ces cas ont beaucoup attiré l'attention des personnes qui s'occupent de médecine légale, plus, en fait, que les cas d'impuissance, bien que ceux-ci méritent beaucoup d'être considérés à ce point de vue.

Pour commencer avec l'exemple le plus commun de la perversion en question, et qui représente plutôt un vice dans la plupart des cas, qu'une maladie, nous voyons que les pédérastes sont en général privés de désirs à l'égard du sexe opposé. Comme je viens de le dire, la pédérastie est généralement un vice auquel s'adonnent les débauchés qui ont épuisé les ressources de l'excitation normale à l'acte sexuel, et qui, par leur pratique nouvelle, trouvent pendant un temps, un plaisir qu'ils ne peuvent plus tirer de l'acte sexuel normal. Mais il y a certainement d'autres cas où l'habitude prend plus une forme maladive, et où le patient déplore souvent les tendances auxquelles il est sujet, et ne peut résister. Dans une de ces catégories, il y a impuissance par absence de désirs, celle-ci étant due aux actes du patient; dans l'autre, la même condition se présente comme résultat d'une perversion inhérente de l'instinct sexuel.

A ce sujet, Tardieu (*Sur les attentats aux mœurs*, 2ᵉ édition, Paris, 1858, p. 125) écrit ce qui suit : « Je ne prétends pas expliquer ce qui est incompréhensible, et pénétrer ainsi dans les causes de la pédérastie. Nous pouvons toutefois nous demander s'il n'y a pas quelque chose de plus dans ce vice qu'une perversion morale, qu'une des formes de la psychopathie sexuelle dont Kaan a esquissé l'histoire. La débauche effrénée, la sensualité à bout de forces peuvent seules expliquer les habitudes de pédérastie qui existent chez des hommes mariés et des pères de famille, et concilier avec le désir de la femme l'existence de ces impulsions à des actes non

naturels. Nous pouvons nous faire quelque idée de
la matière en parcourant les écrits des pédérastes
renfermant l'expression de leurs passions dé-
pravées.

« Casper a eu entre les mains le journal dans lequel un homme, appartenant à une vieille famille,
a retracé jour par jour et pendant plusieurs années,
ses aventures, ses passions et ses sensations. Dans
ce journal il avait, avec un cynisme sans pareil,
avoué ses habitudes infâmes, qu'il avait depuis plus
de trente ans, et qui avaient succédé à une vive
passion pour l'autre sexe. Il avait été initié à ces
plaisirs nouveaux par une entremetteuse, et les
descriptions qu'il donne de ses sensations sont d'une
intensité frappante. La plume se refuse à décrire
les orgies racontées dans ce journal, où à répéter
les noms qu'il donnait aux objets de son amour.....
J'ai eu souvent l'occasion de lire la correspondance
de pédérastes notoires, et j'ai vu qu'ils s'adressent
les uns aux autres avec la forme du langage le plus
passionné, des noms idéalistes qui appartiennent
légitimement au langage de l'amour le plus vrai et
le plus ardent.

« Mais il est difficile de ne point admettre, dans
quelques cas, l'existence d'une altération pathologique véritable des facultés morales. Quand nous
considérons la profonde dégradation et la révol-
tante salacité des individus qui offrent leurs dé-
goûtantes faveurs à des hommes doués à la fois de
l'éducation et de la fortune, nous pouvons être
tentés de penser que leurs sensations et leur raison
sont troublées, et la chose devient indubitable

quand nous nous rappelons les faits du genre de ceux qui m'ont été relatés par un magistrat qui a déployé du talent et de l'énergie dans la poursuite des pédérastes.

« L'un de ces hommes, qui était tombé d'une situation élevée à la plus basse dépravation, rassemblait autour de lui les malpropres enfants des rues, s'agenouillait devant eux et embrassait leurs pieds avec une soumission passionnée avant de les prier de céder à ses propositions infâmes. Un autre éprouvait des sensations singulièrement voluptueuses à se faire administrer par un abominable individu des coupsl de pied violents à la région périnéale. Que peut-on penser de pareilles horreurs, si ce n'est que ceux qui les accomplissent sont poussés par la démence la plus pitoyable, la plus honteuse ? »

Des cas de perversion sexuelle conduisant à l'indifférence à l'égard du sexe opposé ont été décrits par Servaes, [1] Kraft-Ebing [2], Liman [3], Le Grand du Saulle [4], Charcot et Magnan [5], et plusieurs autres. J'en ai également observé plusieurs exemples. Bien qu'il ne soit pas nécessaire de s'étendre longuement sur les détails répugnants de ces cas, il est indis-

---

[1] *Zur Kenntniss von der conträren Sesual-empfindung.* Arch. für Psychiat. und Nervenkrankheiten. 1876, p. 484.

[2] *Ueber gewisse anomalien des Geschlechtstriebes,* etc. Arch. für psychiatrie. 1877, p. 291.

[3] *Lehrbuch* de Casper, 6ᵉ édition, p. 509.

[4] *Les signes physiques des folies raisonnantes* (discussion). Annales médico-psychologiques, mai 1876, p. 431, *seq.*

[5] *Inversion du sens génital.* Arch. de Neurologie n° 7, 1882, et n° 12, 1882.

pensable d'en décrire quelques-uns pour l'étude de la question qui nous occupe.

Parmi les cas de perversion sexuelle incontestable qui ont été rapportés, il en est un fort intéressant dans lequel celle-ci, bien que certainement présente, n'a pas été reconnue : c'est un cas rapporté par Beck [1]. Dans ce cas, il s'agissait de Sprague qui fut traduit en justice à Brooklyn, en 1849, pour vol qui avait été commis dans les circonstances que voici. Sprague était typographe, et un matin, il quitta son domicile pour se rendre à l'imprimerie. On le vit se précipiter sur une jeune fille, la renverser à terre, s'emparer d'une de ses bottines et s'enfuir. Bien qu'elle eût sur elle une montre avec chaîne et d'autres objets de valeur, il n'essaya pas de s'en emparer, et ne se rendit coupable d'aucune autre violence. Devant la justice, l'on plaida la folie.

« Le principal témoin fut le père de la plaignante, un *clergyman* des plus honorables dont le témoignage fut confirmé dans tous ses détails, par différents autres témoins, par tous ceux que la cour crut devoir appeler devant elle. *L'arrière-grand-père, la grand'mère, l'arrière-grand-oncle et trois grand'tantes de Charles Sprague, dont quatre sur leur famille de six, et un cousin, sont ou ont été fous. Lui-même, étant jeune, a reçu de violents coups, il a fait des chutes sur la tête, et moins d'un an après la dernière chute, il a commencé à éprouver des maux de tête, et ses amis ont remarqué que ses yeux faisaient une*

---

[1] *Medical Jurisprudence*, vol. I. 1860, p. 732.

saillie anormale. En même temps, Sprague a manifesté une tendance à voler et à cacher les chaussures des membres féminins de sa famille. Dans la majorité des cas, il se contentait d'une seule bottine et on la retrouvait généralement dans quelque coin, entièrement trempée d'eau, tordue comme une corde, puis cachée entre un matelas et un sommier, ou dans les profondeurs d'une malle, ou encore pendue dans une armoire et cachée sous des vêtements.

« Les soupçons se portèrent immédiatement sur les domestiques, mais comme l'on prit le coupable véritable sur le fait, on l'interrogea, il ne répondit pas. Quand on lui en reparla, il nia en général qu'il eût pu faire ce dont on l'accusait, sauf cependant durant le cours des six dernières années. Pendant cette période, quand on lui faisait des observations sur son habitude, il reconnaissait qu'il devait avoir pris les souliers, bien qu'il ne se le rappelât point et ne sût point pourquoi il les avait soustraits. Les intervalles entre ses tentatives n'ont jamais dépassé trois ou quatre mois.

« Une fois l'habitude prise, la mère et les sœurs de Sprague, et les domestiques du sexe féminin s'accoutumèrent à enfermer leurs chaussures ; pourtant de temps à autre, l'on s'apercevait qu'il en manquait une, et on la retrouvait trempée, tordue et racornie. A un certain moment, le bruit se répandit dans la famille que Sprague avait essayé d'enlever une bottine des pieds d'une domestique, et sa sœur appela leur père une nuit qu'elle trouva Sprague occupé à dérober ses chaussures dans un tiroir fermé. Au début de l'année où se passa le procès, deux femmes, dont l'une habitait Brooklyn, s'étaient vu enlever une ou deux bottines, le soir, alors qu'elles les avaient à leurs pieds, et qu'elles se promenaient dans la rue, mais l'on n'avait jamais su exactement quel était le coupable. »

Un cas analogue, du moins en ce qui concerne l'objet du vol, s'est récemment présenté à moi, et j'en parlerai plus au long tout à l'heure.

Il y a quelques années, dans la ville de Leipzig, nombre de jeunes filles furent assaillies dans les rues par un individu drapé dans un manteau, qui leur plantait une lancette dans les bras juste au-dessus du coude et prenait aussitôt la fuite. L'on finit par le découvrir et l'arrêter, et l'on trouva qu'il agissait ainsi sous l'influence d'impulsions sexuelles morbides et que l'incision au moyen de la lancette s'accompagnait d'une émission séminale; sa vie entière était absorbée par les alternatives d'excitation et de dépression qui précédaient et suivaient l'action[1].

Dans la discussion, dont il a été déjà parlé, M. Legrand du Saulle donna les détails d'un cas qu'il avait observé peu de temps auparavant. Le malade était un jeune homme de vingt ans qui avait fait de bonnes études, à tendances esthétiques, mais d'humeur froide et triste avec dispositions contemplatives, misanthropiques et rancunières, qui se condamnait à la solitude et fuyait le monde, mani-

---

[1] A Treatise on mental Unsoundness, embracing a general View of Psychological Law, par Francis Wharton, Philadelphie, 1873, p. 600, § 823.

festant une répulsion marquée à l'égard non seulement des femmes en général, mais aussi de tout ce qui présente trace d'origine féminine ou de l'intervention ou de l'image de la femme. Au contraire, il était irrésistiblement attiré vers les hommes et vers les peintures, statues ou gravures représentant l'homme nu. Il avait des planches anatomiques représentant les organes génitaux masculins et leurs accessoires, et cherchait constamment les occasions de voir le pénis de tout homme qui s'arrêtait pour uriner dans son voisinage. On l'arrêta un jour dans un urinoir public de la place de la Bourse, où lui et un vieillard étaient debout, chacun contemplant la verge de l'autre. Le jeune homme était fils d'une hystérique, il était atteint de phimosis et d'une légère atrophie des testicules. Pour la première affection, l'on pratiqua une opération chirurgicale, mais de peur que quelque phénomène imprévu ne se produisît, on prit le soin d'en recueillir l'observation avant de faire l'opération, et l'observation fut signée et datée par MM. Legrand du Saulle et Vidal qui avaient étudié le malade, et tous deux furent d'accord pour reconnaître le cas comme étant celui d'une perversion génésique des plus normales.

Le cas qui suit, et dont les détails sont rapportés après le patient lui-même, a été recueilli par M. Charcot et Magnan (*Op. cit*, n° 7, p. 54) :

« Mes appétits sexuels se manifestèrent, dit le maade, dès que j'eus l'âge de six ans, par le désir inense de voir des enfants de mon âge ou des hommes us. Il ne m'était point difficile de satisfaire ce désir,

car mes parents habitaient près d'une caserne, et les
soldats ne se gênaient pas pour laisser voir leurs
organes génitaux. Un jour — j'avais huit ans environ — je vis un soldat se masturber; je l'imitai,
et en dehors du plaisir de l'imagination, à penser à
ce que faisait le soldat, j'éprouvai le plaisir physique de la friction. Je continuai à me procurer du
plaisir en excitant mon imagination par le souvenir
d'hommes nus. Mes parents quittèrent N*** pour
aller vivre à B***. Là, je découvris que les soldats se
baignaient dans une petite rivière, complètement
nus, et je résolus, pour me procurer les satisfactions
que je désirais, de m'asseoir sur la rive, et de faire
semblant de dessiner le paysage, ce qui me permettait de les regarder sans en avoir l'air. Vers
l'âge de quinze ans, j'atteignis la puberté et je
trouvai plus de plaisir à l'onanisme. En outre, je
provoquais l'érection et ses conséquences autant
par l'imagination que par l'attouchement. Plus d'une
fois, j'éprouvai des érections, l'orgasme sexuel et
l'éjaculation séminale, rien qu'à voir les organes
génitaux masculins. La nuit, mon imagination se
montait et les mêmes effets se produisirent. A l'âge
de vingt ans, je cessai l'onanisme, mais je ne pus
jamais, malgré mes efforts, empêcher l'excitation
de mon imagination. Les jeunes hommes forts et
beaux déterminaient toujours chez moi une forte
émotion; une belle statue d'homme nu me produisait le même effet. L'Apollon du Belvédère m'excitait
beaucoup. Quand je rencontrais un homme dont la
jeunesse et la beauté excitaient ma passion, je cher-
chais à lui plaire, et si j'avais donné libre carrière

à mes sentiments, je lui aurais témoigné toute l'amabilité possible, je l'aurais invité chez moi, et lui aurais écrit sur du papier parfumé. Je lui aurais envoyé des fleurs et donné des cadeaux, je me fusse privé de bien des choses pour lui être agréable. Je n'ai jamais rien fait de tout ceci, mais je suis sûr que j'en eusse été capable. Je croyais qu'en me refrénant, je pouvais vaincre mes désirs. Je savais comment rester maître de mes inclinations, mais non comment calmer l'amour que j'éprouvais. Fort heureusement pour moi, mon amour était volage. Le travail et mes études me sont fort utiles pour me garder contre mes pensées amoureuses, mais mes sens l'emportent souvent, et je suis obligé de m'arrêter dans l'étude d'une question complexe par l'apparition soudaine d'un homme nu dans mon imagination. J'ai toujours lutté aussi fortement que j'ai pu contre cette sensualité, et je me suis souvent détourné d'actes vers lesquels je me sentais poussé, mais je n'ai jamais pu éteindre la sensualité elle-même. Jamais je n'ai désiré plus que de voir un homme nu et surtout le pénis de l'homme : je n'ai à aucune époque souhaité les actes de pédérastie actifs ou passifs. La vision des organes génitaux d'un homme fort et beau m'a toujours produit les sensations voluptueuses les plus fortes.

« Quant aux femmes, si belles qu'elles puissent être, elles n'excitent jamais en moi le moindre désir. J'ai essayé d'en aimer une, espérant ainsi tourner mes idées dans leur direction naturelle, mais malgré sa beauté et ses efforts, je suis resté absolument froid, et je n'ai jamais éprouvé même un début d'érection, alors que celle-ci se produit si facilement à la vue d'un homme. Aucune femme n'a jamais suscité en moi le moindre sentiment sexuel.

« J'aime la toilette féminine ; j'aime à voir une femme bien habillée, car cela me fait penser que si j'étais femme, je m'habillerais de cette façon. A l'âge de dix-sept ans, au carnaval, je m'habillai de vêtements de femme et j'éprouvai un plaisir indicible à voir traîner ma jupe sur le parquet, à arranger mes faux cheveux et à mettre une robe décolletée. Jusqu'à l'âge de vingt-deux ans, je pris grand plaisir à habiller une poupée ; j'y prends maintenant encore beaucoup de satisfaction.

« Les femmes s'étonnent en voyant que je suis aussi bon juge qu'elles, du bon ou du mauvais goût de leurs toilettes, et en m'entendant parler sur leurs sujets de prédilection comme si j'étais l'une d'elles.

« L'amour que je puis éprouver pour une femme passe vite, car à mesure qu'une autre, plus belle à mes yeux, se montre, la pensée de la première disparaît.

« Pendant les quelques derniers mois, les pollutions nocturnes ne sont pas aussi fréquentes que par le passé. Il y a maintenant trois semaines qu'il ne s'en est point présenté, mais je continue à avoir mes rêves accoutumés, et je souhaite toujours de voir (rien de plus) des hommes nus. »

MM. Charcot et Magnan ajoutent beaucoup d'autres détails qui se rapportent à cet intéressant cas, dont plusieurs ont une grande importance au point de vue neurologique, sans avoir grande portée pour nous. On conseilla au malade de s'efforcer de substituer l'image d'une femme à celle d'un homme dans les rêves auxquels il était sujet. Il fit plusieurs efforts dans ce sens, mais l'idée de l'homme nu revenait sans cesse. A la fin, cependant, après quelques mois de lutte, il réussit jusqu'à un certain point, il put même nouer des relations sexuelles avec une femme, et en obtenir des sensations voluptueuses. L'effet moral fut excellent, et durant plusieurs jours ses anciennes sensations le laissèrent en repos. Obligé toutefois de quitter Paris pour quelque temps, et de lutter contre ses tendances antérieures avec la raison seule, il vit bientôt ses inclinations anti-naturelles reprendre le dessus.

Dans ce cas, en dehors du traitement moral, on eut recours à l'hydrothérapie (affusions froides et douches) et à l'administration de bromure de potassium, qui, dit-on, diminua l'intensité et la durée de ses désirs, sans en diminuer la fréquence.

Les points les plus intéressants dans ce cas sont l'excitation sexuelle et l'éjaculation produites par la vue d'un homme nu, d'un pénis ou même d'une statue nue, en même temps que la frigidité absolue à l'égard de la femme. C'est un cas véritable de perversion sexuelle, et d'impotence à l'égard du sexe féminin.

Dans un autre cas rapporté au long par MM. Charcot et Magnan, le sujet éprouvait l'orgasme sexuel en pensant aux clous des bottines de femmes. Il ne semble pas, toutefois, qu'il fût impuissant, dans les relations sexuelles physiologiques.

Mais dans le curieux cas qui suit, il y avait une

impotence temporaire, et je vais le relater en raison de son intérêt pour la présente discussion.

Le patient avait 37 ans, sa constitution était bonne, mais il venait d'une famille excentrique. Il était studieux, mais apprenait avec difficulté. Il changeait souvent d'occupation, et se privait des nécessités de la vie pour se procurer les livres ou autres objets dont il avait la fantaisie.

A l'âge de 5 ans, après avoir couché plusieurs mois en compagnie d'une parente âgée de 30 ans, il éprouva pour la première fois un singulier phénomène qui n'était autre qu'une excitation génitale, et une érection, en voyant sa compagne de lit mettre son bonnet de nuit. Vers la même époque, il eut l'occasion de voir se déshabiller et mettre son bonnet de nuit, une vieille servante, et aussitôt une excitation sexuelle et une érection se produisirent. Plus tard, la seule idée d'une vieille femme ridée, revêtue de son bonnet de nuit, suffisait à déterminer l'orgasme sexuel.

La vue d'un bonnet de nuit seul ne produisait aucune manifestation, mais le contact avec cet objet provoquait l'érection et parfois l'éjaculation.

D'autre part cet enfant, à l'âge de 7 ans, demeura parfaitement froid à l'égard de tentatives de masturbation auxquelles se livra sur sa personne un de ses camarades. Il n'avait jamais recherché de rapports amoureux : la vue d'un homme ou d'une femme sans vêtements ne lui produisait aucun effet. Jusqu'à sa 22ᵉ année, époque de son mariage, il n'avait pas eu de rapports sexuels. Il épousa une femme de 25 ans, jolie et qu'il aimait réellement. La pre-

mière nuit de son mariage, il demeura impuissant
aux côtés de sa jeune femme. Le deuxième soir, il
en fut de même jusqu'au moment où, désespéré, il
évoqua dans son imagination l'image de la vieille
femme ridée avec son bonnet de nuit. Le résultat
ne se fit point attendre, et il accomplit avec succès
son devoir conjugal. Durant les cinq années qui sui-
virent, il dut avoir recours à cet expédient, car il
demeurait impuissant tant qu'il n'avait pas évoqué
l'image de la vieille femme avec son bonnet de nuit.
Il déplorait cette singulière situation, qu'il considé-
rait comme une sorte de profanation de sa femme,
mais il ne semble pas qu'il ait pu rien changer.
D'autres symptômes de troubles cérébraux se sont
manifestés.

Dans un autre cas, cité par les mêmes auteurs, le
sujet, qui avait des ascendants aliénés, et qui possédait lui-même un tempérament très nerveux, était
obligé de se masturber chaque fois qu'il apercevait
un tablier blanc. Il devint à tel point épris des tabliers blancs, que l'idée seule de cette objet suffisait
à déterminer l'orgasme sexuel. Il finit par se mettre
à en voler, et fut à plusieurs reprises arrêté pour
vol de cet article d'habillement. Il entra dans un
monastère pour lutter contre ses impulsions, mais
après y être demeuré trois ans, son zèle religieux diminua : il quitta le monastère et reprit ses anciennes
habitudes. On visita son domicile, et l'on y trouva une
collection de tabliers blancs tachés de taches spermatiques. On l'examina, on le trouva dérangé d'esprit,
et il fut interné dans une asile.

Un an après, environ, il fut libéré ; il eut des idées

de suicide et devint mélancolique. Il cessa de voler des tabliers blancs, et noua des rapports avec une femme. Il demeurait toutefois incapable de l'acte sexuel tant qu'il n'évoquait pas l'image d'un tablier blanc, ainsi que cela avait lieu précédemment quand il s'adonnait à l'onanisme.

Il ne faut pas confondre avec les cas dont je parle en ce moment, ceux où les sujets ont l'idée que leur sexe a été changé. Dans ces derniers cas, il y a une véritable monomanie intellectuelle, et ils ne s'accompagnent pas ordinairement de manifestations d'aberration de l'appétit sexuel. Je m'en suis occupé dans un autre livre [1], et j'ai indiqué leurs caractéristiques, parmi lesquelles figurent au premier plan une retenue excessive, et la décence du maintien en ce qui concerne la fonction génésique. Dans un autre ouvrage [2], j'ai fait allusion à une autre classe de sujets, je veux parler de ceux qui, se sachant hommes ou femmes, prennent le vêtement et imitent autant qu'ils le peuvent les manières et les actes du sexe opposé; mais je veux y revenir ici plus au long, et considérer encore quelques autres formes d'aberrations en donnant les détails des exemples qui sont venus sous mes yeux.

Un cas analogue à celui qui a été déjà cité du jeune homme qui avait une tendance à voler les chaussures féminines a été, il y a quelques années, confié à mes soins, et m'a conduit à la conclusion

---

[1] *A Treatise on Insanity in its Medical Relations.* New-York, 1883.
[2] *The disease of the Scythians (morbus fœminarum) and certain analogous conditions.* American Journal of Neurology and Psychiatry.

que dans celui-là aussi il y avait une aberration du sens sexuel, à la base des actes du sujet.

Le patient, âgé d'environ 24 ans, appartenait à une famille de tempérament fort nerveux. Un oncle du côté maternel était mort dans un asile, et le grand-père paternel était mort aliéné aussi. Une sœur était sujette à l'épilepsie, et l'autre a de violents accès de migraine. Ses père et mère, bien que tous deux fort excitables et impressionnables, étaient sains, autant qu'on le pouvait savoir. A la dentition, il avait eu deux ou trois convulsions, mais avait traversé cette phase sans autres troubles.

A l'âge de 7 ans, une femme employée dans la famille, en qualité de domestique, lui enseigna la masturbation, et essaya souvent de l'amener à avoir des rapports sexuels avec elle. Une fois, elle lui avait frictionné le pénis avec son pied non déchaussé, et ce fut à cet occasion qu'il éprouva pour la première fois quelque plaisir de ses manœuvres. Mais à partir de ce moment, la vue d'une bottine de femme provoqua de l'excitation sexuelle et des érections, et bientôt, la simple idée de cet objet y suffit. Après quelque temps, toutefois, quand il eut appris à se masturber, il prit l'habitude de l'exécuter en songeant sans cesse à des images de bottines de toutes sortes disposées autour de lui de toutes façons. Après qu'il eut atteint sa 8e ou sa 9e année, il se passa à peine une nuit où l'orgasme sexuel ne se produisît grâce à la concentration mentale. L'école qu'il suivait était dirigée par une femme, et il cherchait sans cesse à voir ses bottines pour se procurer un plaisir sexuel. Des filles suivaient la même école, mais leurs souliers ne lui produisaient pas le même effet que ceux d'une femme. Il semble aussi que le fait que les bottines étaient cachées par la robe longue des femmes avait quelque chose à faire avec l'effet produit sur ses impressions sexuelles.

Un jour, à l'école, la maîtresse étant assise sur l'estrade à l'extrémité de la salle, il lui vint à l'idée que son plaisir sexuel serait plus vif s'il pouvait tenir une de ses bottines pour un moment. Il obéit tout de suite à son idée, et allant vers la maîtresse, il tomba à genoux, saisit une des bottines, et éprouva aussitôt plus de plaisir qu'il n'en avait encore ressenti jusque-là. Au moment du contact, l'orgasme commença. En raison de son action, qui ne fut point comprise et que l'on supposa être une sorte d'insubordination, il fut sévèrement puni. Ceci ne l'arrêta toutefois pas, et il recommença le lendemain avec les mêmes résultats ; il éprouva l'orgasme, et reçut une forte correction. Peu lui importait cette dernière : au contraire, elle prolongeait son plaisir.

Mais bientôt l'on reconnut qu'il y avait là quelque chose d'anormal, et la maîtresse exposa les faits aux parents. Quand on lui demanda pourquoi il agissait d'une façon aussi subversive à l'école, il répliqua simplement qu'il n'y pouvait rien, sans autre explication de sa conduite. Le résultat fut qu'on le retira de l'école pour l'envoyer à une autre, dirigée par un homme.

Bien que les moyens matériels d'excitation fissent défaut, il se forma des images mentales de la première école, de la maîtresse au bout de la salle, de son acte de s'agenouiller, de saisir ses bottines, et des sensations sexuelles consécutives. Le souvenir suffisait généralement, sinon toujours, à provoquer l'excitation, l'érection et parfois l'orgasme. Souvent, quand l'excitation avait été vive, et surtout quand il avait saisi l'une des bottines de la maîtresse, il avait eu des éjaculations ; mais, vers la quatorzième année, elles se produisirent généralement, mais non toujours, durant l'orgasme. Pour amener ce résultat, il lui suffisait de pratiquer la friction du gland en pensant à une chaussure féminine ; mais, à cette époque, lui vint l'idée que s'il employait une chaussure pour la masturbation, le plaisir qu'il en éprouverait serait accru. Il vola donc une bottine dans un tiroir où l'une des domestiques gardait ses vêtements, et l'employa selon ses idées.

L'acte lui donna plus de plaisir qu'il n'en avait ressenti jusque-là et, par la suite, ce fut sa seule manière de provoquer l'orgasme sexuel. Il varia alors son plaisir, et aussi l'augmenta, en utilisant chaque fois une chaussure différente. Pour se procurer des bottines, il eut recours au vol ; mais généralement il les remettait en place après en avoir obtenu ce qu'il voulait. Quelques jeunes amies de ses sœurs, alors en séjour chez ses parents, contribuèrent à ses désirs libidineux : il leur prenait leurs bottines, souvent, durant la nuit, en se glissant dans la chambre qu'elles occupaient.

Durant toute cette période, il n'avait jamais éprouvé la moindre excitation sexuelle en pensant à des femmes ou en les voyant plus ou moins complètement nues. Les images de femmes nues, ou de

leurs organes génitaux, ou de celles d'hommes et
de femmes dans l'acte sexuel, telles qu'il en circule
dans certaines écoles, d'élève à élève, ne lui produisaient jamais d'autres sentiments que celui d'un
profond dégoût. Il ne lui vint jamais à l'idée de
penser à l'acte sexuel, et aucune femme n'éveilla
en lui le moindre sentiment amoureux. Rien n'é-
veillait en lui les sensations sexuelles, si ce n'est
la vue, l'image ou l'emploi d'une chaussure de
femme.

A l'âge de dix-huit ans environ, il s'établit
comme petit marchand dans une petite ville, et,
entre autres objets, avait un assortiment de bottines de femme. Il prenait grand plaisir à essayer
leur chaussures aux femmes qui lui donnaient leur
clientèle, et à manier les bottines qu'elles avaient
portées. Il éprouvait souvent l'orgasme sexuel
durant qu'il était ainsi occupé, et rien ne lui procurait des sensations voluptueuses aussi intenses
que l'emploi des chaussures dans la masturbation.

Si étrange que cela puisse sembler, il n'avait
aucune idée que ses actions fussent répréhensibles
ou dégradantes, ou qu'il nuisît à sa santé ; mais,
peu de temps après être entré dans les affaires, et
tandis qu'il essayait à une jeune femme des chaussures, au milieu d'une forte érection, sans orgasme,
il perdit conscience tout à coup et eut une forte
attaque d'épilepsie.

Quelques jours après, tandis qu'il se masturbait
de la façon habituelle, il éprouva, aussitôt après
l'orgasme, un accident plus violent que le premier,
et durant cette attaque, il se mordit fortement la

langue, s'écorcha le visage dans sa chute, et en resta marqué plusieurs jours. Pris d'inquiétudes sérieuses, il se résolut à faire tous ses efforts pour renoncer à sa dégoûtante habitude. Ce fut dur, au commencement : il y eut beaucoup de rechutes, mais, en fin de compte, il réussit au point de pouvoir passer plusieurs semaines — quatre mois, dans un cas — sans se masturber une seule fois. Il ne pouvait, toutefois, empêcher l'excitation sexuelle et l'érection de se produire à la vue d'une chaussure féminine ou en y songeant. Il renonça à essayer les bottines de ses clientes, mais dès qu'il en entrait une dans le magasin, pour regarder les chaussures, il éprouvait les phénomènes habituels. A la fin, il renonça entièrement à la vente des chaussures et commença à s'efforcer plus fortement encore de rompre l'association, dans son esprit, entre les chaussures féminines et les fonctions sexuelles.

Mais ici survint un nouveau phénomène. Jamais, à sa connaissance, il n'avait éprouvé de pertes nocturnes ; sans doute, la masturbation avait été si fréquente que l'excitabilité était presque nulle. Parfois, il avait rêvé de chaussures féminines, mais jamais, autant qu'il le pouvait savoir, le rêve n'avait déterminé une émission. Maintenant, avec la cessation des excitations volontaires, un changement se produisit à cet égard et, presque chaque nuit, il eut des rêves intenses portant sur les objets excitateurs, accompagnés d'éjaculations. Il arriva donc à la conclusion que ses efforts étaient stériles, et il fut fortifié dans cette opinion par le fait qu'il avait eu plusieurs accès épileptiques nocturnes : il le

supposait du moins, et la chose paraissait certaine,
étant donné qu'à maintes reprises, en s'éveillant, il
avait senti sa langue endolorie par les morsures
qu'il s'était faites et avait vu des taches de sang sur
son oreiller.

Bien que, comme je l'ai dit, il n'eût jamais
éprouvé le moindre penchant sexuel pour les
femmes ; bien qu'il ne les eût jamais fréquentées,
il se résolut au mariage, dans l'espoir que, de cette
manière, il pourrait être guéri de ses maux. Après
un court espace de temps, il offrit le mariage à une
jeune femme d'aspect agréable, et l'épousa peu
après. Il découvrit toutefois, à son chagrin, qu'il
était impuissant au point de vue normal et physiologique. S'il pensait aux bottines de sa femme, une
érection se produisait, mais, aussitôt qu'il tentait
l'acte conjugal, le pénis devenait flasque et l'acte ne
pouvait être réalisé. Une semaine entière se passa,
nuit après nuit, en efforts infructueux. Il se décida
alors à consulter un médecin. Il vint à moi et, avec
beaucoup de franchise, m'exposa toute son histoire
telle que je viens de la rapporter.

A l'examen, je trouvai les organes génitaux bien
constitués et normaux à tous les points de vue. Il
me dit que chaque nuit, depuis son mariage, il avait
eu une perte nocturne, mais qu'à chaque tentative
conjugale, l'érection, si forte fût-elle, avait disparu
tout de suite, d'où échec. A deux reprises, l'éjaculation s'était produite, grâce à son imagination, et
avant qu'il pût prendre position, mais elle avait été
provoquée par l'image de bottines féminines et non
par une excitation naturelle. La seule idée de l'acte

sexuel, ou du fait de partager le lit d'une femme lui était désagréable, et aucune caresse de sa femme ne provoquait en lui le moindre désir, à moins qu'il ne songeât aux objets qui l'excitaient habituellement. Alors, l'érection se produisait, mais s'il songeait à autre chose, elle disparaissait tout de suite. Il ne pouvait, par aucun effort de volonté, se contraindre à penser à des bottines et en même temps à l'acte sexuel.

Je lui suggérai l'idée de suspendre une des bottines de sa femme au chevet du lit, et de la regarder tandis qu'il essayait de consommer l'acte sexuel, et de continuer à ce faire jusqu'à ce qu'il se fût habitué à cet acte. Je lui conseillai aussi de penser à sa femme et de chercher à se la figurer transformée en bottine féminine. Je prescrivis en même temps le bromure de sodium à la dose d'un gramme trois fois par jour. Je lui donnais ceci surtout pour combattre l'état épileptique, bien que je n'ignorasse point son action assoupissante sur les organes sexuels et aussi le cerveau. L'engageant à continuer ce traitement durant dix jours, je lui conseillai de revenir au bout de ce temps pour m'informer des résultats.

A la fin de cette période, il revint, et je vis aussitôt à son visage qu'il avait remporté quelques succès. Tout d'abord, il n'avait point eu d'attaque épileptique, et en second lieu, — c'était pour lui la chose importante, — il avait deux fois réussi à consommer l'acte conjugal. Il était allé un peu plus loin que je ne l'avais conseillé, et avait confié à sa femme l'influence stimulante des bottines de femmes sur l'excitation sexuelle et l'érection. J'ai peine à croire qu'il lui ait tout dit, mais il lui en dit assez pour éveiller sa sympathie et l'amener à collaborer avec lui, et le résultat fut tel que je l'ai dit. A partir de ce moment les difficultés furent rares, bien que parfois il y eut des échecs. Sa femme devint enceinte, mais l'enfant naquit au 8e mois, mort. Depuis, il n'y a point eu de grossesse, bien que l'acte conjugal soit pratiqué à peu près tous les dix jours. Il a encore besoin d'évoquer l'image des bottines, mais il sent qu'il devient indifférent à ce genre d'excitation sexuelle. Il est toujours dans la nécessité de prendre le bromure, contre l'épilepsie, bien qu'une dose de deux grammes par nuit suffise à écarter les attaques. S'il interrompt la médication pendant plus d'une semaine, il est assuré d'un accès : il lui faudra probablement la continuer durant le reste de ses jours.

Le cas qui précède est certainement des plus remarquables, car il témoigne non seulement de la perversion qui existe chez certaines natures au point de vue de l'instinct sexuel, mais aussi du degré auquel un effort mental puissant, même chez une personne qui ne possède point un développement intellectuel considérable, peut contribuer à remettre les choses en leur état normal.

Le Dr Cox, du Colorado [1], rapporte un cas qui, tout en étant moins remarquable que celui que je viens de décrire, est néanmoins suffisamment intéressant au point de vue génésique, et aussi au point

---

[1] *Transactions of the Colorado State Medical Society,* cité dans *The Alienist and Neurologist.* Avril 1883, p. 345.

de vue psychologique. Je les relate dans les termes mêmes de l'auteur.

« Cet homme est marié et a plusieurs charmants enfants, et dans sa demeure, où on le trouve toujours le soir, ses préceptes et ses exemples sont si nobles, si purs, si bons, que son influence est ressentie et louée par tous ses nombreux amis et admirateurs. Mais, à certaines périodes, hors de chez lui, il devient l'objet d'une sainte terreur pour les hommes vertueux, un ange miséricordieux pour les femmes perdues qu'il patronne, et une énigme insoluble pour l'humanité.

« Jamais, autant qu'on le peut savoir, il n'a eu de relations avec des femmes perdues, jamais il n'a prononcé une parole indécente, mais c'est, à sa façon, un visiteur régulier, et un client libéral de certaines maisons de mauvaise réputation. Il a l'habitude de s'y rendre assez tôt dans l'après-midi, il jette son dévolu sur deux ou trois des plus grosses filles, se rend avec elles dans une chambre, et en ferme la porte.

« Ici, il se déshabille entièrement, ne conservant que ses pantalon et chaussures. Il se couche à terre, les mains croisées sur le ventre, les yeux fermés, et ordonne à ses compagnes de marcher sur sa poitrine nue, sur son cou et sur son visage, en s'arrêtant à chaque pas, de façon à lui écraser la chair avec le talon de leurs bottines. Après que ceci a duré quelque temps, il commence a acheter du vin pour les filles, mais s'abstient religieusement d'en boire une seule goutte.

« Le seul signe visible indiquant qu'il prend

quelque intérêt dans la cérémonie est le désir qu'il manifeste occasionnellement de faire venir une femme plus lourde, ou de découvrir quelque moyen par lequel il puisse être écrasé avec plus de force. Il se fait piétiner ainsi durant deux ou trois heures sans interruption, et pendant ce temps il aura fait venir une douzaine de bouteilles de vin, si ce n'est plus ; il donne encore aux piétineuses une somme libérale pour leur temps et leur travail.

« Un de ses divertissements consiste à faire placer une de ces filles sur sa poitrine, reposant sur un seul talon, tandis que les autres la font tournoyer sur elle-même jusqu'à ce que le talon écorche et fasse saigner la peau. Parfois encore, il dira à une fille de mettre un pied sur son visage, le talon reposant dans une des cavités orbitaires, et l'autre talon reposant sur la gorge. Il restera ainsi durant 5 ou 10 minutes, supportant ainsi un poids de 60 ou 70 kilogrammes. Il serait impossible de relater tous les moyens de torture que cet homme a inventés et acceptés, et je ne cite les faits qui précèdent que comme exemples de douzaines d'autres faits qui m'ont été rapportés.

« A la fin de ces divertissements, notre héros se met à se frotter les parties blessées avec ses mains nues, et c'est un fait très étrange que ce simple procédé suffit à dissiper presque entièrement, en quelques minutes, ses contusions et ecchymoses.

« S'étant ainsi frotté et rendu présentable, il s'habille, paye son compte, et se rend à ses affaires pour revenir et recommencer son étrange divertissement au bout d'une semaine environ. »

Il serait difficile d'elucider la cause d'un pareil cas, si nous n'étions familiers avec des exemples analogues qui nous apprennent que, par des méthodes similaires, certains hommes se procurent une excitation sexuelle peut-être plus intense que celle qui est fournie par le processus physiologique et normal de l'acte vénérien. Le fait, toutefois, que cet homme avait des enfants, montre qu'à une certaine période tout au moins, il n'était point incapable d'exécuter l'acte sexuel. Il serait intéressant de savoir combien de temps il a été adonné aux pratiques décrites par le Dr Cox, et de connaître aussi l'âge de son plus jeune enfant. Je pense qu'il est impuissant avec les femmes, et que la seule manière dont il puisse obtenir l'orgasme sexuel consiste à se soumettre au traitement décrit plus haut.

Il y a des hommes ou des individus qui présentent l'apparence humaine, qui ne peuvent éprouver l'orgasme s'il n'est provoqué par des actes de cruauté, ou par l'effusion de sang, sur leur propre personne ou sur celle d'autrui.

Il me paraît que l'homme dont parle M. Cox appartient à cette catégorie, et que, tandis qu'il se fait blesser et contusionner, il éprouve un plaisir sexuel intense et de nombreuses éjaculations.

Il m'a été permis d'observer des cas d'inversion sexuelle dans lesquels les sujets étaient enclins à nouer des liens amoureux avec d'autres hommes. Ces cas sont plus attristants et plus dégoûtants encore que ceux dont je viens de donner les détails, mais il est nécessaire, pour l'éclaircissement de la question, d'en donner les détails au praticien. Tant qu'existera l'homme, de pareils cas se présenteront, et les médecins doivent être prêts à les traiter.

Dans un de ceux-ci, il s'agissait d'un jeune homme, marchand de cigares, qui, dès une période reculée, avait pris l'habitude d'introduire des objets dans son anus pour éprouver le plaisir sexuel. Il avait été conduit à ceci, pour avoir vu, étant très jeune encore, un chien et une chienne accouplés, et comme il pensait que l'union se faisait *per anum*, il s'était introduit un crayon de bois dans son propre anus. Ceci lui avait procuré quelque douleur locale, et aussi une singulière mais voluptueuse sensation dont il ne pouvait exactement indiquer le siège.

À ce moment, il avait environ sept ans. Quelques jours après, il recommença avec le même résultat, mais cette fois-ci, il se servit du manche, bien graissé, d'une brosse à dents. Il éprouva de nouveau un plaisir qui était nettement localisable dans le pénis. Par la suite, il recommença souvent, employant toujours le même objet.

Vers l'âge de dix ans, l'onanisme et la pédérastie lui furent appris par les élèves d'une pension qu'il fréquentait. Le premier toutefois ne lui procurait aucun plaisir, ni même la pédérastie tant qu'il demeurait agent actif. Il lui était même difficile d'obtenir une érection suffisamment intense pour l'intromission. On ne tarda pas à découvrir sa faiblesse à cet égard et on lui fit changer de rôle, ce qui était très conforme à ses désirs, puisque le rôle passif lui procurait plus de plaisir que le rôle actif. Chaque soir, donc, il participait à ces honteux exploits, et cela souvent, jusqu'à six fois ou plus encore. Chaque fois, il éprouvait des sensations voluptueuses dont l'obtention devenait l'un de ses principaux buts dans la vie. Il demeura cinq ans à l'école, et la quitta alors pour entrer dans une affaire de tabacs pour y apprendre le commerce, mais, comme il le dit, avec une santé ébranlée, un système nerveux irritable, des maux de tête constants, et avec un tel degré de relâchement du sphincter anal, qu'il lui était souvent impossible de retenir les matières fécales une fois qu'elles avaient atteint le rectum.

A cette époque, il noua des liens de pédérastie avec un jeune homme qui devait prendre le rôle actif, tandis qu'il acceptait l'emploi passif. Un traité fut conclu entre eux, et ils se jurèrent mutuellement une fidélité éternelle, prenant respectivement les noms de mari et femme. Ils firent chambre commune et passaient la nuit dans le même lit. Pour ne point éveiller les soupçons, il y avait deux lits dans la chambre et tous deux étaient occupés pendant quelques minutes, puis celui qui, dans cette ignoble combinaison, devait jouer le rôle de mari, venait au lit de sa « femme », il y restait toute la nuit. L'acte pédérastique était généralement pratiqué matin et soir.

Souvent l'agent passif revêtait des habits féminins, et le soir, attendait le retour de l'autre associé — parfois retenu tardivement par ses occupations : il était débitant de vins — pour le recevoir avec toutes les démonstrations de l'affection.

Ces relations continuèrent durant trois ans, au

bout desquels l'agent passif entra dans les affaires et s'établit comme marchand de cigares, et son associé dut quitter la localité par suite d'une difficulté avec la police, amenée par une affaire de jeu dans laquelle il était impliqué. Les relations cessèrent donc, bien qu'au vif regret et au milieu de nombreuses manifestations de douleur des deux associés.

L'agent passif reprit alors ses anciennes habitudes solitaires, tout en cherchant sans cesse un homme avec qui il pût établir des rapports du genre de ceux qui venaient d'être interrompus. Il lui arrivait souvent de s'éprendre brusquement, mais il craignait de faire des avances de peur d'être repoussé et d'être peut-être dénoncé. Il savait fort bien l'illégalité et l'indécence de ses actes, il savait que s'il se laissait découvrir, la honte et une correction sévère s'ensuivraient. Il s'efforçait toutefois de se justifier à ses propres yeux en essayant de se persuader qu'il ne pouvait s'empêcher de faire ce qu'il faisait, que la tendance était née avec lui, et que, si son corps était celui d'un homme, il avait l'âme d'une femme. Il se donna un nom féminin, s'appelant lui-même « Lida » quand il s'adonnait à ses manœuvres, et demandant avec insistance à ses connaissances de l'appeler ainsi, leur racontant quelque histoire et leur disant que c'était là une abréviation de son véritable nom.

Durant toute son existence, il n'avait jamais éprouvé le moindre désir sexuel pour la femme. Il lui arriva une fois de passer la partie d'une nuit avec une prostituée, mais il lui fut impossible d'avoir un rapport quelconque ni même d'avoir une érection. A partir de sa quinzième année, il avait éprouvé de fortes érections durant l'acte pédérastique et à chaque occasion, une éjaculation se produisait, bien qu'il n'y eût aucun contact avec le pénis. — En fait, cet organe se trouvait dans un tel état d'hypéresthésie durant l'acte pédérastique qu'il ne pouvait supporter le moindre contact. Il suffisait qu'un vêtement vînt frôler cet organe pour produire un paroxysme semi-épileptique durant lequel, s'il n'y avait point perte de connaissance, il survenait des contractions involontaires des membres de la face, des bras, des jambes, et un relâchement immédiat du sphincter de la vessie, avec émission de l'urine qui pouvait s'y trouver. Cet état se manifestait souvent durant le sommeil, mais plus particulièrement quand il n'y avait point eu de relations pédérastiques durant la nuit.

Il finit par établir des relations avec un homme d'une cinquantaine d'années. Comme il le disait, ce n'était pas là ce qu'il rêvait, mais il n'avait pas le choix. Cet homme était très ardent et avait parfois avec lui des relations trois ou quatre fois durant la nuit et le jour.

Le sujet de cette étude avait dû s'adresser à plusieurs reprises à un chirurgien de la ville pour faire soigner ses fissures à l'anus, mais il n'avait jamais révélé à ce dernier la vérité.

Un an environ avant le moment où je commençai à l'observer, il avait eu une attaque d'épilepsie durant l'acte pédérastique. Ceci arriva une fois que l'acte avait été pratiqué à quatre reprises au cours d'une même nuit; le sujet était très épuisé, et se trouvait dans un état extraordinaire d'hypéresthésie. Il se mordit la langue durant cet accès. Par la suite, il eut plusieurs attaques, les unes se produisant pendant les actes pédérastiques, les autres aussitôt après leur achèvement. Toutes paraissaient être en connexion directe avec ceux-ci, sauf les deux dernières qui se produisirent tandis qu'il était dans son magasin, occupé à ses affaires. Dans la dernière, il était tombé contre un poêle chaud et s'était fortement brûlé les mains et la poitrine, et c'est pour faire traiter ses accès épileptiques qu'il vint à moi.

Dès son entrée dans mon cabinet, j'étais assuré, d'après son apparence et ses manières, qu'il devait y avoir quelque perturbation de son système génital, mais je ne m'attendais pas à me trouver en présence d'une aussi horrible dépravation que celle dont les détails précèdent, détails qu'après quelques difficultés, je réussis à obtenir de sa bouche. Je me trouvais en présence d'un homme de 23 ou 24 ans, qui, pendant près de vingt années, avait éprouvé l'orgasme sexuel de la manière étrangement anormale qui a été décrite, et cela, en moyenne, plus d'une fois par jour. Il m'apprit qu'il avait fait un calcul et qu'il était assuré qu'il avait été agent actif ou agent passif au moins dix mille fois. Il était extrêmement maigre ; ses yeux noirs étaient profondément enfoncés dans leurs orbites, ses cheveux étaient noirs, clairsemés et secs ; il n'avait point de barbe mais seulement une maigre moustache ; sa peau était terreuse, et son expression, celle d'une personne qui a commis un crime et craint d'être

découverte. Tandis qu'il parlait, il tenait ses yeux
baissés vers le plancher. Après qu'il m'eut raconté
toute l'histoire, telle que je viens de la rapporter,
je me mis en devoir de l'examiner avec plus de mi-
nutie. Je découvris qu'il avait eu des maux de tête
fréquents avec attaques de vertige; qu'il avait à
peine d'appétit, qu'il était fortement dyspeptique,
parfois constipé, parfois très dérangé, qu'il avait
éprouvé des douleurs dans le dos, et que depuis
plusieurs mois, il ressentait des douleurs aiguës,
lancinantes, comme électriques, qui lui traversaient
les jambes, et qu'il avait crues névralgiques, mais
qu'en raison de la démarche spéciale, de l'absence
du réflexe patellaire et de la présence d'autres
symptômes, je considérai comme indiquant avec
certitude l'existence d'une ataxie locomotrice. Il
présentait encore de l'incontinence d'urine et les
phénomènes d'incoordination qui se rencontrent
habituellement dans cette maladie. L'ayant examiné à l'ophthalmoscope, je m'assurai que la pu-
pille gauche était notablement plus grande que la
droite, qu'il y avait névro-rétinite double, et
que, du côté gauche, il y avait eu plusieurs hé-
morrhagies rétiniennes. Le champ de la vision était
fort diminué dans l'œil gauche. De la diplopie
s'était présentée par occasions.

Passant ensuite à l'examen des organes génitaux,
je trouvais le pénis fort petit, mais au moment où
je le touchai, un frisson involontaire parcourut le
patient, et pour un moment il perdit conscience :
c'était bien certainement une attaque épileptique.
Bien qu'il pût lui-même toucher et manier cet or-

gane avec une impunité relative — pourtant quand
il tirait le prépuce en arrière, il se produisait de
légers spasmes — il était impossible qu'une autre
personne y portât la main sans produire un accès
épileptique. Pas de phimosis. A l'état de flaccidité, le
pénis n'avait que la grosseur du petit doigt, et sa
longueur était de 7 centimètres et quart. Je soup-
çonnai, d'après ces indications, qu'il avait pris une
part active dans l'acte pédérastique aussi bien que
la part passive qu'il avouait, mais il m'assura que
cela ne lui était pas arrivé une fois dans sa vie, et
que son pénis avait toujours été aussi petit. Les testicules étaient de grosseur normale, à peu près, bien
que peut-être plus mous que cela n'a lieu dans
l'état de santé. L'anus était entièrement relâché ; de
fait, il eût été très aisé d'y introduire la main.

Il me déclara qu'à diverses reprises, son désir
d'être une femme était tel qu'il avait souvent été
fortement tenté d'amputer les organes génitaux. Ses
amants toutefois lui avaient dit que s'il agissait ainsi,
il ne lui serait plus possible d'éprouver du plaisir
durant l'acte pédérastique, et ceci l'avait arrêté.

Avec cette tendance vers la féminité, il avait du
dégoût pour les femmes, au point de vue sexuel, et,
comme cela a été dit, il n'avait jamais ressenti au
moindre degré une excitation sexuelle quelconque
en leur présence, et dans les conditions propres à
amener l'orgasme chez l'homme normalement constitué.

Autant que j'en pouvais juger, j'estimai que la
seule chose à faire, pour ce malade, était de lui
donner du bromure de sodium en vue de diminuer

son excitabilité réflexe et d'arrêter les paroxysmes épileptiques auxquels il était sujet.

Il promit de s'abstenir désormais d'actes pédérastiques ; mais je n'ajoutai aucune foi à ses protestations ; du reste, il disait lui-même qu'il ne pensait pas qu'il lui fût possible de cesser. Il revint une semaine après, mieux portant en ce qui concerne l'épilepsie, mais sans amélioration aux autres égards. Il s'était livré à des actes pédérastiques (rôle passif) cinq fois durant cette période, chiffre un peu inférieur à sa moyenne. Je le revis, par intervalles, durant plusieurs mois. Tant qu'il prit le bromure, il se porta mieux, et ses tendances vicieuses diminuaient en nombre et en intensité. Mais le bromure l'avait rendu un peu plus faible des jambes, et il cessa d'en prendre. Les symptômes ataxiques augmentaient toujours, et finalement, dans l'hiver de 1880-1881, il mourut de quelque affection pulmonaire à Cuba, où il était allé pour sa santé.

Il est peu de cas connus où l'inversion du sens sexuel ait été plus prononcé que dans celui qui vient d'être rapporté. Le mécanisme exact de la production de l'orgasme par la friction contre la muqueuse du rectum est naturellement facile à expliquer ; mais il est étonnant qu'il se soit produit dès un âge aussi tendre et sans que le processus physiologique ordinaire ait été développé. Non moins extraordinaire est ce fait que lorsque le gland commença à devenir excitable, les excitations déterminaient non l'orgasme sexuel, mais des paroxysmes épileptiques.

Dans un autre cas, le malade, âgé de 28 ans, vint

me consulter à cause des tendances pédérastiques
auxquelles il était sujet, et auxquelles il avait cédé
à plusieurs reprises, bien qu'il éprouvât, après, les
plus vifs remords. Jamais il n'avait eu de commerce
sexuel avec les femmes, et n'avait point de désirs
dans cette direction. Il avait cherché à les éveiller,
à plusieurs reprises, espérant pouvoir trouver là
une diversion à ses tendances ; mais n'y avait point
réussi. Rien de ce qui touche la femme ne pouvait
déterminer chez lui la moindre excitation sexuelle :
il était absolument impuissant avec elle.

Ce patient était d'un genre différent du précédent.
C'était un homme ayant reçu une bonne éducation,
beaucoup voyagé, et fort riche. Sa famille était d'une
haute honorabilité. Ces circonstances augmentaient
le profond chagrin que lui causaient des tendances
qui, d'une façon inexplicable, s'étaient développées
en lui, et l'avaient plongé dans une profonde mélan-
colie.

L'origine de celles-ci fut soudaine ; elles remon-
taient environ à sa 12e année. Il avait été sévèrement fouetté à l'école pour quelque faute d'écolier,
et peu après, il éprouva dans les organes génitaux
des sensations qu'il n'avait jamais ressenties jusque-
là, accompagnées d'une érection qui dura toute une
demi-heure. Cette après-midi, il se rendit à une rivière voisine pour s'y baigner, en compagnie d'un
camarade, et tandis qu'il était dans l'eau, il nagea
en tenant ses mains sur les épaules de celui-ci. Il
avait souvent fait ceci, mais sans excitation sexuelle
consécutive ; mais à cette occasion, son pénis vint
en contact avec la région fessière de son compagnon,

et aussitôt il éprouva les sensations qu'il avait ressenties après avoir été fouetté, et celles-ci s'accompagnaient d'une érection. Ils étaient près du rivage, et avant qu'il sût ce qu'il faisait, il pratiquait l'acte pédérastique. A partir de ce moment, et étant encore écolier, il continua ses pratiques, tantôt comme agent passif, tantôt et le plus souvent comme agent actif. Quand il quitta l'école, il cessa celles-ci pendant un long temps, s'étant rendu compte de l'immoralité de celles-ci ; mais la vue d'un homme nu, ou même l'image ou la statue d'un homme nu suffisaient à déterminer une excitation sexuelle sans pourtant aboutir à une émission spermatique.

A l'Université, il travailla beaucoup, et durant les quatre ans qu'il y passa, ne céda pas une fois à ses désirs. Mais il pratiquait fréquemment l'onanisme et, durant cet acte, dirigeait toujours ses pensées vers l'image de la région fessière de l'homme, vers des images d'hommes nus ou d'hommes accomplissant l'acte pédérastique. A peine se passait-il une nuit sans pollution provoquée. Les éjaculations nocturnes étaient également fréquentes, et s'accompagnaient sans cesse de rêves lascifs où les actes pédérastiques tenaient le rôle principal.

Tout ceci fut nuisible à son esprit et affaiblit ses organes générateurs. Il se maudissait pour ne pas savoir se refréner, et pour le cours anormal que prenaient ses désirs sexuels. Plusieurs fois il tenta de les diriger vers la femme, mais en vain. La femme ne pouvait absolument pas provoquer chez lui la moindre excitation vénérienne. Il lut des livres indécents où des femmes jouaient des rôles lascifs, il

acheta des images obscènes et les contempla, espérant par là provoquer des désirs naturels, mais il
était absolument mort à toutes ces sortes d'excitations. Ces choses le dégoûtaient, et, comme il le dit,
quand il vit plusieurs prostituées nues dans des attitudes obscènes, il eut des nausées qui allèrent
presque jusqu'au vomissement. Il ne pouvait se
résoudre à rechercher la société des femmes ver-
tueuses, tant il se sentait impropre à les fréquenter,
en raison de sa turpitude morale. Ses idées prenaient
rapidement un tour morbide, et sa cervelle s'em-
plissait de notions bizarres à l'égard de la sexualité.
Par exemple, il passa toute une soirée à faire des
dessins de la région fessière des grands hommes,
et à se représenter qu'il se livrait avec eux à la pédérastie.

Peu de temps après avoir quitté le collège, tandis
qu'il était logé à un hôtel de la ville, un télégramme
vint pour lui, assez tard dans la soirée, alors qu'il
venait de se déshabiller et qu'il allait se mettre au
lit. Le garçon d'hôtel qui le lui apporta était de fi-
gure agréable, et excita les désirs du patient à un
degré extraordinaire. Ce dernier lui offrit une somme
considérable pour qu'il consentît à rester et à passer
la nuit avec lui, et, sans qu'il fût besoin de beaucoup
de persuasion, le consentement fut obtenu. Il n'avait
jamais éprouvé d'excitation sexuelle aussi intense
que celle qu'il éprouva cette nuit : l'acte pédérastique fut accompli onze fois avant le matin. Après
ceci, il eut de grands remords, et de vives souffrances
physiques. Il ne put marcher de plusieurs jours;
il avait un mal de tête constant, et ne pouvait

dormir. Il fit chercher une once de laudanum, comptant l'absorber en entier ; mais, après réflexion, il se contenta d'en prendre moins d'une cuillerée à dessert. Ceci lui procura du sommeil et apaisa quelque peu ses autres symptômes nerveux. Il se rétablit, voyagea en Europe, et s'abandonna plusieurs fois à ses appétits. Puis il revint à New-York, retomba deux ou trois fois encore dans son vice, et enfin vint me voir, comme je l'ai dit.

Je vis qu'il était sincèrement désireux d'être guéri de ses tendances et de se rétablir. En vue de ce but, il avait fait la connaissance d'une jeune personne ; mais comme il n'avait jamais éprouvé de penchant sexuel pour les femmes, il n'osait penser sérieusement au mariage.

En somme, il semblait que sa santé physique fût demeurée intacte ; seul, son esprit avait souffert. Il était sujet à des accès d'une forte dépression, durant lesquels il éprouvait des remords aigus et pensait au suicide. Il n'avait jusque-là consulté aucun médecin.

Je lui conseillai de fréquenter d'une façon continue les femmes honnêtes et de s'adonner méthodiquement à des études très sérieuses exigeant le plus haut degré d'abstraction mentale : je proposai les mathématiques. Il me promit aussitôt de suivre mes conseils en tous points.

Je recommandai encore les bains froids chaque matin, une bonne alimentation, beaucoup d'exercice au grand air, marche ou équitation.

Je fis des cautérisations à la nuque et aux régions dorsale inférieure et lombaire, et donnai du bromure de sodium à la dose de 90 centigrammes cinq fois par jour. Le cautère fut réappliqué tous les dix jours. Au bout du 3ᵉ mois, il y avait une amélioration notable. Il s'était produit des symptômes assez forts de bromisme, et à leur apparition les tendances anormales vers le sexe masculin commencèrent à disparaître. Les images qui autrefois le hantaient ne se présentaient plus à son esprit, et il pouvait regarder une statue d'homme nu sans éprouver d'excitation sexuelle. Parfois cependant l'impulsion aux actes pédérastiques lui venait, mais elle ne durait que quelques minutes, et il n'y cédait jamais. Pourtant il n'éprouvait point encore de désirs pour les femmes. Il n'avait eu qu'une seule émission nocturne, et elle s'était produite peu de temps après le début du traitement.

En somme, les résultats étaient favorables, et je résolus de continuer le traitement, sans y rien changer pendant une autre période de trois mois.

A la fin de celle-ci, l'amélioration était plus grande encore. Le sommeil était devenu régulier et bon ; la tendance mélancolique avait presque disparu. Ses tendances sexuelles anormales n'existaient plus. En fait, toute excitation sexuelle avait disparu : il n'y avait ni éjaculations ni excitations. Pensant que le bromure avait été suffisamment employé et que le patient s'était suffisamment ressaisi pour ne point tomber dans ses anciennes habitudes, je cessai l'emploi du médicament et lui donnai à la place :

Sulfate de strychnine . . . . . . 1 décigramme.
Acide hypophosphorique dilué . 60 grammes.

A prendre à la dose de dix gouttes, trois fois par jour.

Il prit cette potion durant trois mois pendant lesquels il n'y eut aucune rechute. Les images qui autrefois l'excitaient le dégoûtaient maintenant, car elles étaient associées aux remords les plus vifs, et il avait pris goût à la société des femmes honnêtes. Il n'avait encore toutefois éprouvé que les symptômes les plus faibles de l'excitation sexuelle, bien qu'il eût parfois de légers désirs normaux.

Voici maintenant (mars 1883) un an de passé, et il est encore en traitement, bien que je ne l'aie pas vu depuis deux mois. Quand il vint me voir les dernières fois, il était fort et vigoureux, débarrassé de toutes tendances à la pédérastie, qui, en fait, lui inspirait le plus vif dégoût, et pensant sincèrement au mariage. Il avait éprouvé plusieurs fois des désirs sexuels normaux, accompagnés d'érections, mais un sens moral élevé, qui existe maintenant chez lui, l'a empêché d'y céder. Il entend demeurer parfaitement chaste jusqu'au mariage, et user alors avec discrétion des facultés qui lui resteront.

Ces cas suffiront à montrer deux des types de pédérastes. Il en est d'autres, mais ils ne diffèrent pas essentiellement de ceux qui ont été relatés, et la plume répugne à retracer encore de ces infamies morales, physiques et hygiéniques.

Mais il est d'autres cas qui veulent être considérés, et qui aboutissent aussi à l'impuissance en amenant la perte des désirs naturels. Parmi ceux-ci sont les cas où, sans intervention manuelle ou autre, l'acte de l'éjaculation, avec excitation sexuelle,

s'accomplit grâce à l'imagination seule. Par exemple, un homme fixe son regard sur une femme susceptible de provoquer les désirs sexuels. Il concentre
sur elle son attention, se représente l'image de ses
organes générateurs, s'imagine qu'il commence l'acte
sexuel, et pas à pas, par un effort de volonté, se représente tour à tour les différentes phases de l'acte,
et finit par éprouver l'orgasme sexuel entier. Il est
des hommes qui ne connaissent point d'autre orgasme
que celui-ci, qui ne peuvent éprouver d'érections en
présence des réalités, mais qui font ceci, de la façon
que je relate, avec facilité, et, dans certains cas,
plusieurs fois par jour. Comme me le disait l'un
d'eux :

« Nous avons l'influence stimulante d'un changement continuel, ce que nous ne pouvons jamais avoir
dans l'acte sexuel réel. Nous avons les plus jolies
femmes, et le plaisir est beaucoup plus vif que celui
que pourrait nous procurer n'importe quel acte réel. »
Ces hommes fréquentent les voitures publiques, les
théâtres et autres lieux publics, s'arrangent de façon à pouvoir fixer le regard sur le milieu du corps
d'une femme et lâchent alors la bride à leur imagination. En une demi-minute, ou dans une minute
au plus, l'orgasme survient.

J'ai pu observer moi-même trois de ces cas, et
par ces patients, j'ai entendu parler d'autres exemples. Il semble qu'il y ait une sorte de confrérie ou
d'association, avec signes, par lesquels ils se reconnaissent. Ils se donnent à eux-mêmes un nom vul-
gaire qui peut se traduire, « un homme qui pratique
mentalement les rapports sexuels ». Ils prétendent

pouvoir dire, à la vue, si un homme appartient ou non à leur classe.

L'un d'eux est venu à moi pour des accès d'épilepsie évidemment amenés par les pratiques auxquelles je fais allusion. Pendant plusieurs mois, il a eu des attaques répétées d'épilepsie, non seulement durant l'orgasme produit par la méthode indiquée, mais de nuit, durant son sommeil. Il m'a appris que plusieurs de ses confrères présentaient des phénomènes analogues, et lui-même, à plusieurs reprises, a eu des convulsions dans la rue, dans les voitures publiques et en d'autres lieux. La dernière s'est produite chez un marchand de tableaux, dont la galerie lui plaît beaucoup, comme endroit où l'on peut voir de jolies femmes. Une fois qu'il a fait choix d'une femme, il concentre sur elle ses idées, il se la représente en diverses poses lascives. Il n'éprouve aucune difficulté, dit-il, à se la représenter très nettement dans un état de nudité complète. Alors il commence une série de contractions volontaires des muscles fessiers et de l'accélérateur de l'urine, et peut-être d'autres muscles, et, en moins d'une minute, le plus souvent, l'orgasme se produit avec éjaculation. Parfois, tandis qu'il est mentalement occupé d'une femme, une autre entre dans la galerie, plus jolie, ou plus attrayante, et alors il abandonne la première pour continuer avec la dernière. Il peut d'ailleurs provoquer l'orgasme en pensant à une femme qu'il a déjà vue, sans que la présence réelle de celle-ci soit nécessaire. Pour l'acte sexuel normal, il n'y trouve aucun plaisir, il est absolument impuissant à l'égard des femmes, et l'imagination elle-même ne peut suffire à éveiller ses désirs dans la tentative de realisation de cet acte.

Depuis peu, l'orgasme se produit trop aisément et malgré lui, simplement à la vue d'une jolie femme, et sans érection concomitante. Parfois, il n'y a pas d'émission. L'image peinte ou gravée d'une femme nue ou demi-nue provoque parfois l'orgasme, avec ou sans érection ou émission.

Chez cet homme, le pénis et les testicules semblent être en bon état, et il ne paraît point qu'il y ait hypéresthésie du gland. Il se plaint toutefois d'une sensation de brûlure dans l'urèthre lors de la miction, et, après examen, j'ai reconnu que la partie prostatique du canal était irritée.

J'ai traité ce malade par de grandes doses de bromure de sodium (12 décigrammes, trois fois par jour) et par des injections d'eau froide dans l'urèthre. Son état mental s'est complètement rétabli en quelques mois, et l'épilepsie a été écartée tant qu'il a pris le bromure. Puis je l'ai perdu de vue et je ne sais s'il y a eu, ou non, amélioration à l'égard de l'impuissance. Il est probable qu'il n'y en a point eu.

Les autres cas étaient, dans l'ensemble, pareils à celui qui précède. Dans chacun d'eux, il était survenu un état épileptique; mais, comme je ne les ai vus qu'une seule fois, je ne sais quels furent les résultats du traitement.

Un médecin de mes amis, qui habite cette ville, m'a donné les détails d'un intéressant cas de perversion sexuelle et d'impuissance, et, avec sa permission, je vais les relater ici. Il s'agit d'un étranger de trente-cinq ans environ, dont la vie tout entière a été consacrée à la satisfaction de ses appétits sexuels, et qui se contentait rarement d'entretenir moins de trois maîtresses à la fois. A l'âge de trente ans il se maria, mais sa femme ne tarda point à le quitter en raison de l'affaiblissement de sa puissance sexuelle et de ses objections à la vie qu'il menait.

D'habitude, il ne pouvait obtenir l'érection sans l'avoir obligée à revêtir divers costumes de fantaisie et à prendre des attitudes diverses, tandis qu'il restait assis à la regarder jusqu'à ce que le résultat désiré fût obtenu.

D'autres fois, il l'obligeait à revêtir une courte chemise de couleur avec des bas de soie de couleur, et alors tandis qu'elle reposait sur un divan, il la regardait pendant parfois plus d'une heure avant que l'érection se produisît. Au bout d'un certain temps, ces moyens échouèrent, il eut recours à d'autres expédients, lui faisant revêtir les costumes nationaux divers, costumes perses, égyptiens, hongrois, suisses, etc. Ces expédients échouèrent à leur tour sans aucun doute.

Un cas a été rélaté [1] dans lequel il y avait « coït mental » analogue à celui dont il est question dans les exemples précédents, et comme l'histoire est curieuse à d'autres égards, je le rapporte *in extenso*.

« Le malade est un *gentleman* très cultivé, de haute moralité, père de trois ou quatre enfants

---

[1] *Gynomania : a curious Case of Masturbation. The Medical Record.* 19 mars 1881.

sains, fruits d'une union exceptionnellement heureuse. « Dès un très jeune âge, dit-il, longtemps avant la puberté même, j'avais acquis un goût pour les jeux d'intérieur, les occupations et même le vêtement de la femme, bien que je n'aie jamais été plus loin, dans la satisfaction de ce dernier goût, que de revêtir des chaussures de filles.

« J'admirais beaucoup la taille fine, chez les femmes, et, à l'âge de quatorze ans, j'essayai de me procurer ou de me confectionner un corset. A mesure que j'avançai en âge, mon goût pour le vêtement féminin s'accrut, mais, comme je n'avais pas de sœur, je ne pus trouver l'occasion de le satisfaire autrement qu'en lisant des histoires de gens déguisés en femmes, etc. Je rédigeai plusieurs histoires intitulées : *Aventures en jupons*, et composai des récits basés sur cette donnée; ils furent imprimés et fréquemment copiés. Jusqu'à ce jour, je manque rarement l'occasion de voir des hommes jouer des rôles féminins sur les planches, surtout quand il s'agit d'hommes plus élégants, comme Léon, etc. »

« A l'âge de vingt et un ans, le patient commença à porter des corsets — il les aime encore beaucoup — et bien que, durant plusieurs années, il se soit lacé fortement, il ne semble pas en avoir souffert. Il avoue qu'il a toujours tiré de leur emploi une certaine satisfaction sensuelle, et bien qu'au début il ait éprouvé quelque douleur à la région pubienne et que des érections se soient produites, il a découvert, depuis, que dès que le corset est bien serré les érections cessent, et le coït aussi bien que les éjaculations volontaires deviennent impossibles quand le corset est très serré.

« Par crainte de l'impuissance où d'autres maux pouvant résulter de la masturbation avant le mariage, il a soigneusement évité toute éjaculation volontaire et est demeuré chaste jusqu'au mariage. Il se rappelle toutefois avoir eu trois émissions spermatiques involontaires à l'état éveillé. La première se produisit tandis qu'il montait à cheval, et ceci le poussa à abandonner ce genre d'exercice d'ailleurs hygiénique. Les autres se produisirent tandis qu'il mettait une paire de bottines très serrées (bottines de femme à talons hauts) et en ajustait les boutons.

« Après le mariage, il s'abstint de porter des corsets et d'autres vêtements féminins (sauf de rares exceptions) jusqu'à ce que la naissance de deux enfants l'eût rassuré sur sa puissance sexuelle.

« Vers cette époque, le patient commença à céder aux tentations qui l'assaillaient partout, et revint à la source même de ses plaisirs irréguliers.

« Je lui cède la parole : « J'achetai, dit-il, une très élégante paire de bottines de femme, avec talons hauts, et si étroites pour moi qu'au début elles me faisaient boiter. » Ces bottines, il les porta bravement à la promenade, par le beau temps, les pantalons retroussés de façon à faire voir les talons. Quand il faisait mauvais, il avait coutume de mettre ces bottines et de les boutonner devant une glace, environ une fois par semaine. Il était rare que ceci ne déterminât point une érection et aussi une émission.

« Quand cette manière de faire eut perdu l'attrait

de la nouveauté, il acheta un corset : il n'en avait
point porté depuis son mariage. Autant qu'il le put
faire sans être découvert, il mettait ce corset, le
laçant si serré qu'il en avait parfois des faiblesses.
Il paraît être particulièrement féru de deux sortes
d'objets : les bottines à boutons et les corsets.
Souvent, dans un omnibus, si une femme ayant un
joli pied ou la taille fine vient à s'asseoir devant
lui, il se livre à une sorte de coït mental, comme il
l'appelle, avec cette partenaire innocente, et obtient
une émission. M. Roubaud cite le seul cas qui
rappelle celui-ci, le cas d'un jeune homme qui ne
cessait d'être impuissant qu'avec les femmes à cheveux clairs, portant un corset, des bottines à talons
hauts, et une robe de soie. Ces trois articles de vêtement avaient une influence considérable sur notre
patient, fussent-ils portés par un homme ou par une
femme.

« Peu à peu, il s'enfonça plus avant dans sa passion.

« Il acheta des objets de toilette féminine, et finit
par faire l'acquisition d'une robe de soie noire très
serrée dont il tirait grand orgueil. Boucles, mèches
folles, faux cheveux, boucles d'oreilles, broches,
tout cela alimentait le feu particulier dont il était
dévoré. Il lui arrivait de rester assis des heures durant, lacé très serré, tandis qu'un coiffeur de
dames bouclait et frisait ses cheveux à l'exemple de
la coiffure féminine. Il en vint à se promener dans
les rues et même à fréquenter les églises, vêtu de
sa robe de soie noire, relevée d'un côté de façon à
laisser voir le jupon blanc tuyauté au-dessous

duquel apparaissaient ses bottines à hauts talons.

« La poitrine rembourrée à l'excès, la taille très serrée, portant une grosse tournure, les cheveux tordus en des formes fantastiques, les oreilles munies de boucles, les pieds comprimés dans les plus étroites et les plus intolérables bottines, il marchait des lieues et dansait des heures avec beaucoup de plaisir. En fait, la douleur physique semblait essentielle à son bonheur et il en jouissait pleinement si seulement elle était infligée par les vêtements féminins. Il copiait jusqu'à un certain point les manières et les attitudes féminines, sans pourtant jamais se servir de son déguisement dans un but immoral, sauf pour provoquer de temps à autre une émission.

« Comme je l'ai déjà dit, il avait toujours été partisan des corsets serrés, il avait beaucoup lu les ouvrages où il en est question, et recueillait tous les documents pour ou contre. Il essaya plusieurs fois de se lacer au point de provoquer une syncope, mais n'y put jamais réussir; il persuada même sa femme de se serrer, et arriva à réduire sa taille *de 15 centimètres*, ce qui lui procura aussi une satisfaction sensuelle. Un enfant qu'elle mit peu après au monde était parfaitement sain et bien conformé.

« Il me montra, continue le Dr H..., le médecin qui relate le cas; il me montra plusieurs portraits de lui-même, en toutes sortes de costumes : en danseuse de ballet, en reine Elisabeth, en jeune Polonaise, en vieille fille, en déesse de la Liberté, en Juliette et en simple robe noire de ville, celle qu'il porta il y a quelques années dans la rue.

4.

« Plusieurs fois, il voulut renoncer à ses habitudes, mais en vain. Parfois il s'arrêtait durant des semaines et des mois, mais sa passion le reprenait avec plus de force. Il usait d'une alimentation fortement azotée; mais non de viande grasse. Les aliments azotés seuls plaisaient à son palais. Je conseillai un régime végétal, mais celui-ci lui déplut à tel point que je dus abandonner la partie. Il ne prenait guère de stimulants, si ce n'est du thé faible et du café. Je prescrivis du bromure pendant un temps et lui dis d'espérer la guérison. »

Il existe parfois, chez les individus dont le système nerveux est particulièrement impressionnable, une impuissance sexuelle à l'égard de toutes les femmes qui n'appartiennent point à un type particulier, ou ne s'habillent pas d'une façon spéciale, ou ne présentent point quelque particularité à laquelle le patient est habitué. C'est ainsi que dans le cas cité plus haut, d'après Roubaud [1], le patient était impuissant à l'égard de toute femme qui ne lui rappelait point celle avec laquelle il avait antérieurement eu des relations sexuelles.

« M. X..., fils d'un général du premier empire, fut élevé dans la résidence de son père, qu'il ne quitta point avant l'âge de dix-huit ans, époque à laquelle il fut envoyé dans une école militaire. Durant cette longue période d'isolement à la campagne, il avait, à l'âge de quatorze ans, été initié aux plaisirs de l'amour par une jeune fille, une amie de la famille.

---

[1] *Traité de l'impuissance et de la stérilité.* 3e édition, Paris, 1876, p. 373.

Celle-ci, alors âgée de vingt et un ans, était une
blonde, portant des tire-bouchons à la façon an-
glaise, et pour amoindrir les chances de découverte,
elle ne se donnait à son jeune amant que vêtue de
son costume habituel de jour, c'est-à-dire en bottines à guêtres, corset et jupe de soie.

« Je tiens à relater ces détails parce qu'ils ont eu
une grande influence non seulement sur le degré
d'excitabilité de la fonction génitale, mais sur l'existence même de celle-ci, dans le cas de M. X...

« La jeune personne était d'un tempérament ardent, et, semble-t-il, épuisa le jeune néophyte : le
régime sévère de l'Ecole militaire suffit tout juste à
rendre au système génital de celui-ci les forces qui
avaient été sérieusement affectées par des excès
précoces et trop fréquents.

« Mais quand les études furent finies, et quand le
patient fut envoyé en garnison et se trouva disposé
à jouir des droits que la nature avait rétablis, il
s'aperçut que ses désirs n'étaient éveillés que par
certaines femmes, et dans certains concours de circonstances. Une brune n'éveillait pas en lui la
moindre émotion, et la vue d'une femme en toilette
de nuit suffisait à éteindre et geler les plus amoureux transports.

« Pour qu'il pût éprouver le désir sexuel, il fallait
que sa compagne fût blonde, portât des bottines
guêtrées, fût lacée dans un corset, et vêtue d'une
jupe de soie ; en un mot, il fallait qu'elle rappelât la
personne qui la première avait provoqué chez M. X...
l'orgasme sexuel.

« Et ce n'était pas là le résultat d'un amour sentimental dont le pouvoir magique s'exerce sur le cours de toute une existence. Dans ses premières relations sexuelles, M. X... n'avait été poussé que par un désir animal. Son cœur n'avait jamais été touché, et après vingt-cinq ans, en me consultant pour sa singulière infirmité, il me déclara qu'il n'avait réellement aimé qu'une seule femme à laquelle il n'avait jamais pu payer son tribut; celle-ci, par une malheureuse coïncidence, se trouvant être une brune.

« Sa fortune, son nom, sa position sociale obligeaient M. X... à se marier, mais il avait toujours résisté aux sollicitations de sa famille et de ses amis, car il savait qu'il serait hors d'état d'user de ses droits maritaux avec une femme vêtue du costume de la couche nuptiale. Pourtant sa santé était bonne, son tempérament était sanguin-bilieux, il avait une taille au-dessus de la moyenne, et sa constitution était si forte que durant quinze ans, il avait été officier dans un régiment de grosse cavalerie.

« Evidemment, son impuissance n'était que relative, car avec une femme blonde et dans les conditions spécifiées plus haut, il s'acquittait de l'acte sexuel avec toute l'ardeur d'un homme sain et de tempérament amoureux.

« Quittant la carrière militaire, et plus assailli que jamais par sa famille au sujet du mariage, il voulait tenter un dernier effort, et c'est pour cela qu'il vint me consulter. »

Le patient fut guéri par des moyens moraux dont il sera parlé au long plus loin.

Ces cas d'impuissance à l'égard de certaines femmes, alors que la puissance sexuelle est complète à l'égard d'autres, ne sont pas rares, et on les rencontre parfois dans la pratique médicale. En fait, une absence relative de désirs peut, à certains égards, être considérée comme un phénomène normal. Un jeune homme de tempérament ardent, mais ayant une nature distinguée et de l'éducation, ne pourra guère éprouver des désirs pour une femme âgée, vieille et désagréable. Si vigoureuse que puisse être la partie animale de son organisme, si énergique que puisse être l'érection, cela ne servira de rien, en l'absence absolue du désir sexuel. Mais il est des cas, du genre de celui que cite Roubaud, dans lesquels il suffit de circonstances ou conditions insignifiantes, ou de l'influence d'une vieille habitude, pour abolir tout désir et rendre le patient, pour un temps au moins, impuissant, à moins que la situation ne soit en tous points rendue pareille à celle à laquelle il est accoutumé. J'ai déjà cité des cas où cet état existait à l'égard de toutes les femmes, et dans lesquels l'acte sexuel non seulement était impossible, mais souvent faisait horreur si certaines conditions préliminaires n'avaient été remplies.

L'absence de désirs de la part d'un homme jeune à l'égard d'une femme laide et vieille est un phénomène absolument naturel, et qu'il n'y a pas lieu de traiter médicalement; mais les cas du genre de ceux qui suivent sont certainement quelque peu anormaux, et les médecins sont souvent consultés à leur égard.

Un homme marié, qui avant le mariage avait été fort adonné aux plaisirs sexuels, mais qui n'avait aucune raison pour croire sa puissance épuisée ou même affaiblie, se trouva, le soir de ses noces, et pendant quelques jours encore, absolument incapable de consommer le mariage. Sa femme était jolie, fine, intelligente et bien élevée; il lui était très attaché et, en l'épousant, avait, une fois pour toutes, abandonné ses mauvaises fréquentations du passé. Ses passions étaient vives, mais sitôt qu'il tentait l'acte conjugal, son désir, jusque-là présent, disparaissait à la pensée que c'était une profanation de la part d'un homme tel que lui de soumettre une femme aussi belle et aussi pure à une opération aussi bestiale que celle dont il s'agit. « Elle est trop au-dessus de moi, se disait-il, j'aurais dû épouser une femme habituée à la chose, ou mieux encore, j'eusse dû rester célibataire et continuer ma vie passée. » Cette impossibilité se représenta plusieurs fois, et alors, dégoûté de lui-même, il alla retrouver l'une de ses anciennes compagnes et s'assura bientôt que ses facultés étaient aussi vivantes que par le passé. Il fit une nouvelle tentative auprès de sa femme, et essuya encore un échec.

Il y avait une semaine qu'il était marié, et le mariage n'était point encore consommé. C'est à ce moment qu'il s'adressa à moi. Son cas ne présentait que peu de difficultés. Je lui rappelai que, selon toute probabilité, si noble et si pure que pût être sa femme, il n'y avait aucune profanation dans l'acte conjugal, chastement accompli, que celle-ci avait des organes sexuels destinés à l'accomplissement de certaines fonctions; que ces fonctions sont toutes en relation avec la propagation de l'espèce humaine; qu'il n'existe qu'une manière de réaliser cette propagation, que sa femme l'avait choisi entre tous pour lui permettre de remplir son rôle dans le dessein de la nature, et qu'à mon avis, il avait à la moins considérer comme un ange, et à la regarder à un point de vue non moins élevé, comme une femme digne d'être traitée comme les autres femmes dans les mêmes circonstances. Il me quitta, promettant d'en rabattre de son appréciation; mais le lendemain matin il revint en me disant que cela ne lui servait de rien. Il avait fait de son mieux, ses érections étaient vigoureuses et réitérées, mais dès qu'il voulait agir, ses désirs s'éteignaient aussitôt. « Elle était trop au-dessus de lui, trop délicate pour un animal tel que lui; il ne pouvait souiller son beau corps par un acte aussi vil, etc., etc. »

D'après quelques mots qui lui échappèrent, je fus convaincu que la jeune femme n'était point une créature aussi platonique qu'il le pensait, et que si je pouvais avoir un court entretien avec elle, je pourrais probablement régler l'affaire à la satisfaction de tout le monde. J'exprimai donc le désir de voir celle-ci, et la même après-midi, d'accord avec lui, je lui rendis visite à l'hôtel où les nouveaux mariés étaient descendus dans leur voyage de noces. Je me trouvai en présence d'une femme très raisonnable, nullement éthérée, souhaitant vivement de pouvoir jouer son rôle et faire le nécessaire pour tirer son mari de sa position embarrassante dont elle ne comprenait qu'à moitié le caractère.

Je l'engageai à avoir avec son mari un peu plus de liberté de manières qu'elle n'en avait eu

jusque-là, et je lui dis qu'à mon avis, si elle entrait
dans cette voie, les choses iraient bien, mais
qu'elle ne devait point paraître agir sur mes conseils, mais plutôt contre ceux-ci. Je laissai les
détails à son bon sens et à son sens féminin. Le
plan réussit fort bien, comme me le raconta le lendemain le mari avec une grande joie. « Elle m'a
dit, fit-il, qu'elle ne voulait pas de docteurs à ses
trousses et qu'elle pouvait régler cette affaire elle-
même. Le reste, ajouta-t-il, doit rester entre elle
et moi, mais, par le Ciel, cela m'a rappelé les jours
d'autrefois ! » Il est à peine besoin de dire que désormais tout alla bien.

Dans un autre cas, un patient qui avait été marié
plusieurs années et avait vécu heureusement avec
sa femme à laquelle il était fort attaché, se trouva
tout à coup n'éprouver aucun désir, dans une maison qu'il venait de se construire.

Quand il vint me trouver, il y avait six ou sept
mois qu'il occupait sa nouvelle résidence, et durant
tout ce temps il n'avait eu aucun désir. Il avait
trente ans environ et sa femme vingt-cinq. Il croyait
à quelque état nerveux qui menaçait d'abolir ses facultés viriles. En l'examinant toutefois, je trouvai
les organes en un état parfaitement normal : il avait
occasionnellement de vigoureuses érections, et avait
eu plusieurs émissions nocturnes. Je lui suggérai
qu'il était probablement comme l'écolier qui épelait
bien dans l'ancienne école et qui, aux semonces de
son maître qui lui reprochait de désapprendre l'or-
thographe, répondait qu'il ne « pouvait pas s'habi-
tuer à la nouvelle école ». Tout d'abord, il douta de

la correction de cette explication, mais, après y
avoir réfléchi, pensa que j'avais raison. Pour s'assurer doublement de la chose, il alla avec sa femme
passer une nuit dans son ancienne résidence, alors
vacante, et se convainquit bientôt qu'il était facile de
rétablir la situation ancienne. Mais que faire? Il ne
pouvait aller s'installer dans sa demeure précédente,
mais ne pouvait se résoudre à résider dans la nouvelle habitation dans les conditions où il croyait
avoir à y vivre. Je lui donnai le conseil de transpor-
ter tout le mobilier de la chambre à coucher de
l'ancienne résidence dans la chambre à coucher de
la nouvelle, et d'aménager cette dernière de façon
qu'elle rappelât le plus possible celle à laquelle il
était accoutumé depuis si longtemps. Il trouva l'idée
bonne, l'appliqua tout de suite et désormais tout
alla bien. Au bout de quelques mois, meuble par
meuble, il se débarrassa du mobilier de la chambre,
et ceci sans que ses désirs normaux en souffrissent.

En dehors de ces catégories d'individus qui sont
impuissants en partie ou en totalité, par suite de
l'absence des désirs, il en est d'autres chez qui
l'état en question surgit d'une façon irrégulière par
suite d'observance religieuse ou de superstition, et
devient permanent par suite d'une longue abstinence
sexuelle. C'est ainsi que les prêtres de certaines
religions qui se vouent à une vie de célibat et d'ab-
négation, arrivent à ne plus éprouver aucun désir,
et sont impuissants. Il en est de même pour les
adeptes de certaines sectes dont les doctrines de-
mandent la continence absolue. Avant que le patient
arrive à la phase où le désir n'existe plus, il

éprouve parfois de grandes souffrances : tel a été le
cas pour saint Antoine et pour d'autres d'entre
ceux qui considèrent l'annihilation complète des
désirs sexuels comme agréable à Dieu. A l'égard
des *Shakers* (ou Trembleurs, secte religieuse américaine), qui prétendent s'abstenir des rapports
sexuels, et qui le font probablement dans la plupart
des cas, le récit qui suit montre jusqu'à un certain
point l'état moral et physique qui en résulte.

« Un vieux *Shaker*, le père Abijah Worster (qui
avait été sacré père du temps de la mère Anne), né
à Harvard (Massachusets), et bien connu des habitants de cette ville, me raconta qu'une fois, quel-
ques-unes de ses parentes étaient entrées et s'étaient
accrochées à lui. Je vais raconter son histoire ;
mais, même si j'avais ses mots, il me manquerait
encore le ton profond d'horreur qui accompagnait
invariablement le récit de scènes pareilles par ces
visionnaires. Voici ce qu'il dit : « Tandis que je
roulais, culbutais, bondissais, sautais en tous sens,
me jetant contre le mur, la cheminée, le parquet,
les chaises, en fait, contre tout objet qui se ren-
contrait, je sentais que mon sang était en feu, que
chaque os de mon corps se sciait en deux, que ma
peau était pincée entre des fers chauds et chaque
cheveu de ma tête était un reptile qui me mordait.
Je m'étais étendu pour mourir quand la mère Anne
vint à passer et me dit : « Mais, Abijah, il y a sur vos
épaules quelques-uns des plus hideux esprits que
j'aie encore jamais vus ». Je me traînai vers elle,
et m'étendis à ses pieds et la priai, de grâce, de
m'aider ; elle me remit debout, et avec ses mains

décrivit quelques passes résolues de ma tête à mes pieds, et je fus soulagé aussitôt. Depuis, jamais le doute ne m'a assailli; c'était là « le pouvoir de Dieu dans la mère. »

« Le brave vieillard est mort en 1839, âgé de plus de quatre-vingt-dix ans : il m'a raconté, comme un fait remarquable, quelques semaines avant sa mort, qu'il avait complètement maîtrisé les passions du premier Adam. Jeunes ou vieilles, belles ou flétries, les femmes le laissaient toutes également froid. » [1]

J'ai eu sous les yeux, il y a quelques années, un patient qui s'était volontairement rendu impuissant en mettant un frein à ses désirs. Né avec un tempérament ardent, il avait, quand arriva sa majorité, fait le vœu de suivre l'exemple de Mani et de s'abstenir de toute excitation sexuelle volontaire. Il se consacra à l'étude de la philosophie dans le but de fonder une secte dont la vie serait plus pure que celle de toute autre secte antérieure. Il commença par dompter les appétits sexuels et se proposait d'arriver graduellement à la suppression de tous les appétits en dehors de ceux qui sont absolument nécessaires à la vie de l'individu, et encore, ne devait-on y sacrifier qu'au minimum compatible avec la conservation de l'existence. Comme je l'ai dit, il était de tempérament très ardent, et pendant longtemps il souffrit très vivement; sans cesse, des images libidineuses se dressaient devant lui, et il ne rêvait que de choses sexuelles bien que de forme infiniment variée. Durant cettte période, les émissions

[1] Extrait d'un *Ms.* inédit d'un témoin oculaire sur l'histoire des Shakers. Boston, 1850.

nocturnes étaient des phénomèmes fréquents. Ce
régime était de nature à provoquer des troubles,
car, depuis l'âge de dix-sept ans jusqu'au moment
où il avait fait son vœu, il ne s'était pas privé, et
avait eu une maitresse. Il finit par réussir à vaincre
son appétit sexuel, et fut capable de poursuivre ses
études plus assidûment qu'il ne l'avait fait jusqu'alors. Il fit un voyage aux Indes, pour se per-
fectionner dans certaines branches de la science
qu'il ne pensait pas pouvoir étudier à fond ici. Durant ses voyages, il se trouva à plusieurs reprises
dans la société de femmes séduisantes, mais il avait
si complètement dompté ses désirs sexuels que
celles-ci, comme il le disait, ne lui faisaient pas
plus d'effet que des bûches de bois. Il resta sept ans
absent, mais avait entièrement abandonné toute
idée de former un secte philosophique. Ses voyages,
d'ailleurs, l'avaient guéri efficacement d'un certain
nombre de notions absurdes qu'il avait acquises,
entre autres, de celle du célibat perpétuel. Comme
c'était un homme ayant de la fortune et, comme son
goût pour la société lui était revenu, il pensa à se
marier ; mais en raison de sa longue continence, il
se demandait avec inquiétude s'il pourrait, dans le
mariage, jouer son rôle de mari. Durant tout le
temps de ses voyages, il n'avait point eu de relations sexuelles, point d'émissions nocturnes, point
de rêves lascifs, point d'érections ayant pour cause
un désir sexuel. En se mariant, il n'avait d'autre
but que de se faire un foyer et d'en avoir les conforts, mais il renoncerait à l'idée s'il se trouvait
impuissant.

A l'examen, je trouvai les organes génitaux normaux comme forme et condition : l'obstacle, s'il en existait, ne pouvait venir de là. S'il ne m'eût affirmé que jamais il n'avait d'excitations ni de désirs, je l'aurais déclaré apte au mariage; mais en présence de ses déclarations, je fus assuré qu'il souffrait d'une impuissance mentale, et que la guérison devait être obtenue par des moyens psychiques. Je lui conseillai de fréquenter la société, et de s'efforcer de fixer son affection sur quelque femme honnête et jolie, qu'il aurait de la satisfaction à épouser, et d'attendre patiemment le retour de ses désirs sexuels. Il n'avait aucune confiance en ce projet de traitement; toutefois, et agissant d'après ses propres idées, il se lança dans toutes sortes de tentatives d'excès sexuels. Plusieurs mois après il revint, se déclarant absolument et définitivement impuissant. Aucune des excitations qu'il avait employées n'avait suffi à faire naître en lui le moindre désir, et son état se trouvait, par conséquent, bien pire qu'il n'avait été. Il avait, au hasard et sans méthode, épuisé les moyens qui, s'il avait suivi mon avis, se fussent graduellement trouvés efficaces; il y avait du moins des raisons pour l'espérer. En outre, dans ses tentatives sexuelles, il avait pris un chancre et présentait déjà les accidents secondaires. Je le mis au régime antisyphilitique, mais bientôt après il alla aux *Hot Springs* de l'Arkansas, et, dans l'Ouest, épousa une prostituée qui en voulait à sa fortune, et qui lui avait persuadé qu'elle pouvait le guérir. Je crois qu'il est encore en vie, mais je suis sûr que les désirs sexuels n'ont pas reparu.

Dans ce cas, il y avait perte de la puissance aussi bien que du désir ; de là une double cause d'impuissance. Toutefois l'origine était réellement dans l'abolition du désir, la perte de puissance étant un phénomène secondaire.

Traitement. — Le traitement, dans les cas où le désir sexuel normal a été, par quelque cause que ce soit, amoindri ou aboli à tel point que le coït est impossible, a été indiqué dans une grande mesure, dans les pages qui précèdent, à mesure que ces cas ont été rapportés. D'une façon générale, il consiste en l'emploi de bromure, dans les cas où il y a eu excès dans un sens anormal quelconque, pédérastie, onanisme, « coït moral » ; et en l'utilisation des moyens moraux, qui conviennent selon chaque cas. Roubaud a traité le cas que j'ai relaté d'après lui, en prescrivant à son patient de prendre une pleine dose de teinture de cantharides et de tenter alors d'avoir des relations avec une femme brune sans corset, ni bottines guêtrées, ni jupe de soie. La tentative échoua, mais l'effet produit sur les organes génitaux du patient fut tel qu'il sollicita une autre dose, se sentant sûr du succès à la prochaine épreuve. Craignant de déterminer une trop violente cystite, Roubaud, tout en faisant semblant de lui donner des cantharides, lui remit une potion qui n'en renfermait point. Mais l'attention expectante du patient était si bien en éveil que cette dose produisit autant d'effet que la première, et il finit par réussir, grâce à son influence indirecte — c'était une potion absolument inerte — à avoir des relations avec une brune sans corset. Toutefois, la confiance du patient en ce médicament était telle qu'il ne voulut plus s'en passer, et bien qu'il continuât à avoir des relations avec des femmes brunes, il prenait sa potion.

Dans l'application des moyens moraux, ou moyens agissant mentalement, rien n'est plus important que de donner au patient confiance en lui-même, et dans les moyens qui peuvent être employés pour le soulager. Si ce point peut être obtenu, la bataille est à demi gagnée ; sinon la victoire est toujours douteuse.

Il faut encore beaucoup de tact dans les efforts destinés à agir sur l'esprit, et à réveiller en celui-ci le désir physiologique des relations sexuelles. D'après mon expérience, la société des femmes honnêtes est en dernier ressort plus efficace que la fréquentation des femmes légères et des prostituées. Dans les cas où il y a simplement perte de désirs, la puissance n'est pas matériellement affectée, c'est l'inclination seule qui fait défaut : un homme peut posséder une bonne faculté digestive et pourtant n'avoir point d'appétit. Le désir sexuel est plus susceptible d'être éveillé par une femme qui ne peut être obtenue que par le mariage, que par une femme qu'il suffit d'appeler ou de payer. L'appétit sexuel, comme l'appétit alimentaire, s'aiguise aux difficultés qu'il rencontre, et le but est atteint par des moyens naturels, sous les règlements que la loi et la vie sociale imposent. Naturellement, il est des cas, comme certains de ceux qui sont décrits dans le présent chapitre, où il est impossible de recommander la fréquentation des femmes honnêtes. Les individus dont il s'agit sont trop infâmes dans leurs habitudes et leurs principes pour que le médecin puisse songer à infliger à des femmes décentes leur société. Mais il en est d'autres qui ne sont point aussi stigmatisés, et qui, sans le refuge que peut leur offrir la société des femmes honnêtes, et sans la perspective possible d'un mariage, iraient aux prostituées ou se ruineraient par l'onanisme, ou d'autres pratiques sexuelles irrégulières.

CHAPITRE II

Absence de l'érection et de l'intromission.

Il se rencontre dans cette catégorie beaucoup plus de cas d'impuissance que dans toutes les autres catégories réunies, et c'est de l'impossibilité d'obtenir l'érection que se plaint la grande majorité des hommes qui s'adressent au médecin ou au chirurgien pour récupérer leurs facultés viriles. Il n'est pas, d'après mon expérience, de cause qui détruise plus complètement le bonheur de l'homme moyen que la perte de ses facultés viriles, avec conservation sensiblement complète de ses désirs. Ce peut être un homme continent, mais en même temps s'il vient à découvrir qu'il est impuissant, bien qu'il ne se soucie peut-être pas de jouir de sa virilité une fois par mois, sa tranquillité d'esprit est troublée à un degré que nulle autre maladie n'est capable de provoquer.

Dans l'impuissance résultant de la condition dont

il s'agit, il y a impossibilité à faire pénétrer l'organe viril dans le vagin, en raison de l'état flasque où demeure le premier. Cet état peut être le résultat d'une ou plusieurs des différentes causes dont voici les principales.

Excès sexuels précoces. — De toutes les causes de la perte de la faculté sexuelle chez l'adulte, la provocation de l'orgasme sexuel durant l'enfance ou la jeunesse est peut-être la plus fréquente. Le fait que des sensations voluptueuses peuvent être excitées chez des enfants qui sont encore aux bras de la nourrice est bien connu des médecins, qui ont souvent à traiter des affections nerveuses résultant directement d'excitations de ce genre. L'épilepsie, la chorée, les maladies de la moelle, suivies de paralysies, ont quelquefois ce facteur pour cause, et il peut se développer les germes de situations plus déplorables encore qui viennent à se produire plus tard dans le cours de l'existence. En considérant ces effets, nous n'avons ici à les envisager qu'au point de vue de leurs rapports avec l'impuissance sexuelle.

C'est une loi de l'organisme que toute fonction qui est surmenée avant que les organes qui la servent aient atteint leur complète maturité, arrive certainement à être troublée ou même détruite. Un enfant dont le cerveau est surchargé par des études trop au-dessus d'une intelligence qui n'est pas encore mûre, court sérieusement le risque de devenir un épileptique ou un imbécile. Un autre, qui est astreint à exécuter un travail physique trop dur, s'arrête dans sa croissance et demeure chétif et faible. Il est également certain qu'un même résultat, à l'égard du système générateur, se produit lors de l'excitation précoce des organes sexuels. Chez les très jeunes enfants, il arrive parfois que, pour les calmer, les nourrices chatouillent leurs organes génitaux, et produisent de la sorte des sensations qui sont agréables et ultérieurement recherchées. Il arrive que l'enfant se met à répéter l'opération, et cette pratique étant continuée après la puberté, il survient une impuissance complète par perte de la faculté virile, et souvent aussi par perte des désirs.

Dans les cas de ce genre, l'excitation manuelle ordinaire du pénis devient généralement, avec le temps, incapable de provoquer une émission, et l'on a recours à différents procédés pour provoquer le degré d'excitabilité voulu pour amener une éjaculation. Dès une période très reculée de la médecine, en effet, les effets des excès précoces ont été pleinement reconnus. Hippocrate, parlant de la maladie qui est maintenant connue sous le nom d'ataxie locomotrice ou tabès dorsalis, s'exprime de la manière que voici : [1]

« Cette maladie atteint les jeunes mariés, ou ceux qui s'adonnent aux excès vénériens. Il n'y a point de fièvre, et bien qu'ils puissent manger suffisamment, ils maigrissent. Ils croient sentir des fourmis qui marchent sur leur corps, et chaque fois qu'ils vont à la selle ou qu'ils urinent, ils perdent une certaine quantité de leur fluide séminal; ils ne

---

[1] *De Morbis*. Lib. 2, cap. *XLIX*.

peuvent engendrer, et ont souvent l'orgasme sexuel durant leur sommeil. »

Je cite ce passage d'Hippocrate, uniquement pour montrer qu'il savait que les excès sexuels précoces conduisent à l'impuissance, et sans avoir le moins du monde l'intention d'appuyer le reste dont une grande partie est évidemment erronée. Mais nous reviendrons plus loin là-dessus.

Celse [1] déclare que les plaisirs de l'amour, si l'on s'y adonne avec excès, sont toujours nuisibles aux personnes faibles et épuisent le pouvoir vital.

Arétée [2] dit : « Les jeunes gens qui s'adonnent avec excès aux choses sexuelles acquièrent l'apparence et les maladies des personnes âgées. Ils deviennent pâles, efféminés, reculant devant l'effort physique, stupides et même imbéciles. Ils sont voûtés ; leurs jambes ne peuvent les supporter, ils n'ont de goût pour rien, ils sont incapables de quoi que ce soit, et deviennent souvent paralytiques. »

Tissot [3], parmi les maux dus à l'onanisme, appelle l'attention sur le fait que les organes générateurs ont une large part des maux dont ils sont la première cause. Beaucoup de patients finissent par ne plus pouvoir avoir d'érection, et chez d'autres, le fluide séminal s'échappe au plus léger contact, et au moindre semblant d'érection. Le même auteur, en parlant de l'initiation précoce de quelques en-

[1] De Re medica. Lib. I. Cap. IX.

[2] De Signis, etc.

[3] L'Onanisme : Dissertation sur les maladies produites par la masturbation. Paris, 1805, p. 21.

fants à la masturbation, dit : [1] « Il faut dire que
l'onanisme est particulièremeut dangereux chez les
jeunes enfants, et à tout moment antérieur à l'âge
de la puberté. Heureusement il est rare que l'on
trouve des monstres de l'un ou l'autre sexe qui
commettent sur eux cet outrage ; mais il n'est que
trop vrai qu'ils le commettent souvent eux-mêmes ».
Et à l'égard de l'impuissance en tant que résultat de
la masturbation, il appuie particulièrement sur le
fait qu'une sorte de paralysie des organes générateurs survient, d'où l'impossibilité de l'érection.

Deslandes [2], parlant des excès sexuels, s'exprime
ainsi qu'il suit : « Comme résultat final, il peut y
avoir épuisement et disparition de la sensibilité des
organes générateurs. Les manœuvres qui, au début,
amènent promptement le résultat désiré, sont bientôt hors d'état de réveiller une sensation qui, peu à
peu, s'affaiblit et enfin s'annihile. Elles peuvent
encore provoquer une érection, et même déterminer
un priapisme douloureux, mais elles n'engendrent
plus le plaisir dont elles étaient autrefois suivies. Il
vaudrait mieux, quand se produit cette sorte de paralysie, que le souvenir des plaisirs précédents pût
être aboli ; mais il persiste impitoyablement, et c'est
lui seul qui pousse la malheureuse victime à continuer ses excès. Tourmenté par ce souvenir, le mas-
turbateur blasé stimule ses organes turgides. N'obtenant point de résultats satisfaisants avec ses
procédés, il en imagine de nouveaux qui sont à la

[1] *Op. cit.*, p. 81.
[2] *De l'onanisme et des autres abus vénériens considérés dans
leurs rapports avec la santé.* Paris, 1805, p. 274.

fois excentriques, monstrueux et horribles. Les pensées qu'il avait autrefois étaient candides et innocentes, comparées à celles qui hantent maintenant son esprit, et son onanisme d'autrefois est presque un acte digne d'éloges à côté celui auquel il s'adonne maintenant. La main qui, autrefois, suffisait à déterminer l'orgasme ne suffit plus, et la surface du pénis, où était autrefois située la sensibilité, a perdu son aptitude à fournir du plaisir, et il lui faut maintenant le chercher plus profondément, où sa main n'est point encore parvenue : des opérations qui autrefois eussent été considérées comme torturantes sont maintenant exécutées sans hésitation, en obéissance à la puissance intérieure. Il blesse et déchire les parties, ne reculant devant rien, pourvu qu'il puisse être rendu capable de sensation. Cet état dure jusqu'au moment où ces dangereux expédients deviennent impuissants à leur tour, ou produisent de graves accidents. »

Chopart relate les détails d'un cas qui est un des plus frappants au point de vue de l'histoire clinique, et qui, montrant jusqu'à quelles extrémités terribles peuvent aller les onanistes, vaut la peine d'être cité.

Un berger du Languedoc, Gabriel Gallien, s'abandonna à la masturbation à l'âge de quinze ans, s'y adonnant jusqu'à quinze fois par jour. Il en arriva à un point où l'éjaculation ne se produisait que rarement, et nécessitait parfois une heure d'efforts avant de se produire. Il lui arriva souvent d'être pris de convulsions tandis qu'il pratiquait l'onanisme et d'émettre quelques gouttes de sang au lieu de semence ! Pendant onze ans, il ne se

servit que de sa main, mais vers sa vingt-sixième
année, ne pouvant plus obtenir la sensation ordinaire par ce moyen, il eut recours à un procédé
consistant à s'introduire un morceau de bois d'environ quinze centimètres de longueur dans l'urèthre
plusieurs fois par jour. Pendant seize ans, il fit
usage de ce procédé, mais finalement la muqueuse
uréthrale devint dure, calleuse et totalement insensible : le morceau de bois n'atteignait plus le but
qu'il avait rempli ; il était en proie à une érection
continuelle que rien ne pouvait dissiper.

Durant tout ce temps, il avait une aversion in-
surmontable pour la femme, fait qui n'est pas rare
chez les onanistes ; il devint mélancolique, négligea
sa besogne et ne songea qu'aux moyens de satisfaire ses désirs.

Désespéré et n'obtenant aucune réussite avec les
nombreux expédients auxquels il avait recours, il se
décida un jour à se faire avec un couteau une incision à travers le gland et dans la direction de l'u-
rèthre. Loin de causer de la douleur, cette opération lui procura une sensation agréable, et provoqua une abondante éjaculation.

A partir de ce moment, heureux d'avoir fait une
découverte qui lui permettait de satisfaire ses désirs,
il répéta souvent l'expérience et toujours avec le
même résultat. Après avoir pratiqué cette horrible
mutilation peut-être un millier de fois, le malheureux s'aperçut qu'il avait, du méat à la symphyse
pubienne, divisé le pénis en deux parties égales.

Quand l'hémorrhagie était trop abondante, il
l'arrêtait en nouant une corde autour du pénis. Les

corps caverneux, séparés qu'ils étaient, demeu-
raient tous deux capables d'érection, mais ils dé-
viaient à droite et à gauche. Quand le pénis fut
divisé jusqu'à la symphyse, le couteau devint inutile. Nouveaux expédients, nouveaux chagrins, et
nouvelles tentatives pour obtenir le plaisir après
lequel il soupirait. Entre autres expédients employés, il y eut celui-ci : Il prenait un morceau de
bois plus court que celui dont il s'était servi jusque-là et il l'introduisait dans ce qui lui restait
d'urèthre. Il réussit ainsi à exciter les orifices
mêmes des conduits éjaculateurs et à provoquer
une éjaculation. Pendant dix ans, il se contenta
de ceci, jusqu'au jour où, par inadvertance, son
morceau de bois lui échappa et se glissa dans la
vessie. Il éprouva aussitôt une vive douleur, et tous
les efforts qu'il fit pour expulser le corps étranger
demeurèrent infructueux. Finalement, après des
souffrances intenses dues à la rétention de l'urine et
à l'hémorrhagie vésicale, il consulta un chirurgien
qui fut naturellement très étonné de trouver au lieu
d'un seul pénis, deux verges ayant chacune la grosseur du membre originel. L'intensité de la douleur
détermina le chirurgien à pratiquer la lithotomie,
à la suite de laquelle il put extraire le morceau de
bois qui, après un séjour de trois mois dans la
vessie, était fortement incrusté de matière calcaire.
Après de sérieuses rechutes, le patient guérit de
l'opération, mais mourait trois mois après, atteint
de tuberculose due à ses excès fréquents et de date
ancienne.

D'autres cas ont été relatés où des blessures ont

été infligées dans le but de stimuler un organe dont
l'excitabilité aux excitants ordinaires était épuisée,
mais aucun n'approche de ce remarquable exemple.
C'est toutefois des exemples les plus communs que
l'on peut tirer la plus grande somme de renseignements, et déduire les conclusions appropriées :
il ne sera donc pas inutile de relater ici quelques
autres cas, les uns observés par d'autres médecins,
les autres empruntés à ma propre expérience.

Deslandes rapporte le cas d'un maître d'école qui
se titillait l'urèthre avec des corps étrangers pour
provoquer l'éjaculation. Il se servait généralement
d'un fil de fer qu'il avait la précaution de courber à
l'extrémité de façon à éviter autant que possible de
léser la muqueuse. Un jour, tandis qu'il employait
cet instrument, et étant un peu plus excité que de
coutume dans ses mouvements, le crochet s'engagea
dans les parois du canal et ne put être retiré. Il fit
plusieurs efforts qui échouèrent, mais malgré ses
souffrances, la honte l'empêcha de s'adresser à un
chirurgien. Il courba l'extrémité libre du fil de fer,
en forme d'anneau de façon à pouvoir exercer une
traction plus forte, mais il ne réussit encore pas, et
au milieu de ses efforts, il arracha l'anneau, et le fil
resta dans l'urèthre. Désespéré et redoutant la
mort, il alla trouver un chirurgien, M. Fardeau, de
Saumur.

Le pénis se trouvait être énormément gonflé,
comme aussi la peau du scrotum. Tous les tissus
avoisinant le point où le pénis s'insère sur le pubis
étaient aussi rouges et douloureux, et dans un état
de grande tuméfaction. L'abdomen commençait à

se tympaniser; il y avait suppression de l'urine, la face était rouge et les yeux injectés, le délire s'installait, et le pouls était dur, fréquent et petit.

M. Fardeau saisit le fil de fer et, en exerçant des tractions, s'assura bientôt que l'autre extrémité était fixée à quelque corps résistant. Explorant la région avec la plus grande circonspection, il ne fut point surpris de voir que le crochet était pris dans le rebord interne de la tubérosité de l'ischion. Une incision fut pratiquée dans cette région ; l'on vit le crochet, et le fil de fer fut retiré par le périnée. Le patient fut aussitôt soulagé et sa santé se rétablit entièrement.

M. Saraillé[1] relate le cas d'un homme de cinquante ans qui, pendant trois années, avait pratiqué l'onanisme au moyen d'une aiguille à tricoter qu'il s'introduisait dans l'urèthre. Un jour, elle lui échappa et disparut dans le canal.

Huit jours plus tard, on put l'extraire, grâce à une opération, après que le patient eut subi de vives souffrances.

J'ai pu observer plusieurs cas où il y a eu masturbation par l'urèthre, l'excitation du gland ne suffisant plus à déterminer l'orgasme. Dans tous, l'habitude avait été prise très tôt, et l'acte avait souvent été pratiqué plusieurs fois par jour avant que le gland perdît sa sensibilité. Dans un de ceux-ci, le patient, un jeune homme de vingt-trois ans, s'adonnait avec excès à l'onanisme depuis qu'il avait atteint l'âge de neuf ans.

---

[1] *Journal de méd. chir. et Phar.* T. XXVIII. p. 2?0.

Vers sa quinzième année, la sensibilité du gland était presque détruite, et bien que des émissions pussent se produire, les sensations voluptueuses étaient presque nulles, et l'érection très imparfaite.

Il commença alors à se servir d'un porte-plume en caoutchouc durci qu'il enfonçait de cinq ou sept centimètres dans son urèthre. Au bout de trois ou quatre ans, cet expédient dut être abandonné : la muqueuse avait à son tour perdu sa sensibilité et était devenue compacte et épaisse. Il se procura alors une sonde en gomme élastique n° 3, qui, ayant un diamètre inférieur à celui du porte-plume, pouvait être plus aisément introduite. Ceci put suffire pendant quelques années, mais ce procédé, lui aussi, perdit son efficacité.

Pendant tout ce temps, bien qu'il continuât à exercer som métier — celui de plombier — il souffrit de nombreux troubles du système nerveux : mal de tête, trémulation, obscurcissement de la vue, surdité, douleurs névralgiques en diverses parties du corps. Jamais il n'avait eu de relations sexuelles, et d'ailleurs l'acte lui eût été impossible.

Par moments, il éprouvait des érections violentes accompagnées d'une douleur intense dans les organes génitaux et dans le dos, et parfois d'un certain délire, et au bout de dix heures, ou plus encore, ces symptômes s'évanouissaient après production d'une éjaculation, généralement pendant la nuit, et ne s'accompagnant point de rêves ni de sensations de l'ordre voluptueux. En raison de son état, il avait consulté un chirurgien qui avait cautérisé

la colonne vertébrale au fer rouge et lui avait donné
du bromure de potassium : tous deux excellents
moyens.

Enfin, grâce à l'emploi continu du bromure, il
fut considérablement soulagé. Il n'avait point récupéré ses facultés viriles quand il vint sous mon
observation. Le pénis était fort petit, et depuis cinq
ans, me dit le patient, il n'avait pas une seule fois
présenté d'érection, pas même l'érection purement
physique due au décubitus dorsal ou à la distension
de la vessie par l'urine.

Il était devenu maître plombier et désirait fort se
marier, et c'était pour être guéri de son impuissance
qu'il s'adressait à moi. Il me suffira de dire ici — j'y
insisterai plus longuement ci-après — qu'il arriva
à reconquérir une virilité suffisante pour pouvoir se
marier et avoir des rapports conjugaux.

Dans un autre cas la terminaison ne fut point
aussi heureuse. Il s'agissait d'un patient qui se masturbait, du plus loin qu'il lui souvint, et qui, étant
encore un enfant, était utilisé par sa nourrice, une
mulâtresse, pour satisfaire les désirs sexuels de
celle-ci. Il lui arrivait souvent d'éprouver l'orgasme douze fois, ou plus encore, par jour ; mais
après l'âge de la puberté, quand les éjaculations
commencèrent à se produire, il s'adonnait un peu
moins souvent à son vice. Pourtant, autant qu'il se
rappelait, jamais un jour ne s'était écoulé sans deux
ou trois masturbations.

A l'âge de vingt et un ans, il s'adonnait encore à
cette pratique, bien que n'y trouvant qu'une médiocre satisfaction, car les érections étaient très

faibles, et les éjaculations s'accompagnaient à peine
de la plus légère volupté.

Il commença à faire des expériences sur lui-même,
et obtint aussitôt une augmentation de plaisir en
employant des gants de crin qu'il portait, et qui,
par leur rudesse, servaient à déterminer dans le
gland un degré suffisant de sensibilité : mais ce procédé finit par s'user et il ne savait comment obtenir
le plaisir auquel il aspirait jour et nuit.

A la fin, il pensa qu'il pourrait obtenir de bons
résultats en lubrifiant sa main avec un onguent
fortement ammoniacal. Il exécuta aussitôt son idée,
et, la trouvant bonne, il l'adopta, étant toutefois généralement obligé d'accroître la force du liniment
en y ajoutant une certaine quantité d'ammoniaque.
La sensation produite sur le gland par cet agent, loin
d'être pénible, était la principale source de son
plaisir, mais les effets locaux étaient de nature à
susciter chez lui quelque inquiétude. Dès le début,
il y eut de l'inflammation avec beaucoup de tuméfaction et de rougeur, et chaque fois qu'il se servit
de ce moyen, les symptômes d'un trouble sérieux
s'accentuèrent.

Ceux-ci n'étaient point limités au pénis, le moins
du monde, car il y avait une forte fièvre et certains
troubles cérébraux consistant en hallucinations de
la vue et de l'ouïe. A la fin, un vaste abcès se produisit qui couvrait toute la surface antérieure du
gland et qui déterminait, en fin de compte, la gangrène du prépuce et d'une grande partie du gland;
mais la production de l'orgasme, par un moyen ou
par un autre, était devenue une nécessité absolue

chez le patient, et malgré le fait qu'un ulcère gan-
gréneux s'étendait sur plus d'un tiers du pénis, il
continua à appliquer de l'ammoniaque en solution
concentrée sur la surface avivée, et à en tirer du
plaisir.

Jusque-là, il avait pu cacher ses pratiques à sa
famille, mais vers cette époque, celles-ci furent découvertes : on avait vu sur son linge des taches de
sang et de pus qu'il avait oublié de faire disparaître.
Se voyant découvert, il demanda à être guéri de sa
folie. Il partit donc en compagnie de son père pour
me voir et se confier à mes soins. A Fall River, il
s'embarqua sur le vapeur qui allait partir pour
New-York, et, à sa demande, eut une cabine dis-
tincte de celle de son père, prétextant que l'odeur
exhalée par son ulcère était telle que son père ne
pourrait, sans en être fort incommodé, partager sa
cabine. Il promit de ne point se livrer à l'onanisme.
Il entra dans sa chambre vers neuf heures du soir,
et depuis nul ne l'a revu. Au matin, sa chambre fut
trouvée vide, et le lit n'avait pas été occupé. Son
père, qui m'a donné les détails qui précèdent, a
supposé qu'il s'était de nouveau laissé aller à son
vice, et que, plein de remords, il s'était ensuite jeté
à l'eau. Durant toute sa vie, ce patient avait toujours
témoigné d'une vive répugnance pour la société
des femmes, et avait dit à son père n'avoir jamais
éprouvé le moindre désir pour les relations sexuelles.

Naturellement, plus les excès sont inaugurés tôt
dans la vie, et plus est grande la probabilité que
l'impuissance sera le résultat dans la suite de l'existence. Il est très certain qu'il y a à cet égard une

précocité beaucoup plus grande, même parmi les
nations civilisées, qu'on ne le croit probablement,
mais il suffit d'un peu de réflexion pour se convaincre
que cette précocité existe réellement. L'habitude
qui règne dans les classes les plus pauvres, de s'entasser hommes, femmes et enfants, dans une seule
pièce et parfois dans le même lit, conduit irrésistiblement à un développement anormal et précoce
de l'appétit sexuel. J'ai moi-même vu dans la ville
de New-York des garçons et des filles de trois à
quatre ans essayer d'avoir des relations sexuelles,
et agir comme ils avaient vu agir leurs parents, et
ceci sans la moindre idée qu'ils faisaient quelque
chose de répréhensible, en présence de leurs parents,
et, sans que ceux-ci leur adressassent d'autre ré-
primande qu'un reproche accompagné de rires.

Au Nouveau Mexique, j'ai vu des tentatives analogues exécutées en pleine rue au milieu des ap-
plaudissements et des encouragements des hommes
et des femmes. A l'époque dont je parle, il y a trente
ans, de jeunes enfants se livraient communément
à des actes d'onanisme en présence des adultes,
sans même attirer l'attention de ces derniers. Les
hommes de ce territoire étaient réputés pour leur
impuissance, et étaient souvent les objets d'incan-
tations et d'autres rites superstitieux auxquels pré-
sidaient de vieilles femmes qui avaient la réputation
de pouvoir guérir cette affection. Beaucoup d'entre
eux passèrent entre mes mains, mais au lieu d'attribuer leur état à sa cause véritable, ils en accu-
saient quelque ennemi agissant par sorcellerie, ou
l'action directe du diable.

Godard[1] relate qu'au Caire, il lui fut dit qu'une petite fille de six ans et un garçon de cinq ans avaient été trouvés dans la rue exécutant l'acte sexuel, et que parfois des filles de trois à quatre ans appelaient les garçons dans la rue pour avoir avec eux des relations. On ne peut donc s'étonner si une pareille précocité et d'autres excès sexuels auxquels ils sont adonnés rendent impuissants dès un âge précoce les hommes de ces pays.

Relativement à la question de savoir si la masturbation agit plus vite que les relations sexuelles pour produire l'impuissance, différentes opinions ont prévalu, mais je crois qu'il est certain que la première est plus efficace.

Ce n'est pas qu'elle soit plus nuisible en elle-même, et par les pertes séminales, mais pour d'autres raisons que je vais maintenant exposer aussi brièvement que faire se peut. En premier lieu, les facilités pour l'accomplissement de l'onanisme sont grandes et fréquentes ; il peut donc être répété plus fréquemment que l'acte sexuel. L'onaniste est toujours prêt. Il lui suffit de s'isoler pendant quelques minutes, et la chose est faite. Il peut, s'il le veut, la répéter cent fois et plus encore par jour, et, de la sorte, produire un état d'épuisement qui serait irréalisable s'il s'en tenait à l'acte sexuel. S'il disposait de femmes à discrétion et s'il pratiquait le coït aussi souvent qu'il le fait pour l'onanisme, il n'y aurait pas de différence en ce qui concerne l'orgasme et l'éjaculation. En fait, l'acte sexuel, qui

[1] *Égypte et Palestine. Observations médicales et scientifiques.* Paris, 1867, p. 88.

demande une plus grande dépense de force musculaire que l'onanisme, serait probablement plus nuisible que ce dernier. En ce qui concerne l'orgasme
et la perte séminale, il importe peu au point de vue
physiologique ou pathologique, que la semence soit
expulsée dans le vagin d'une femme ou dans tel
autre réceptacle; c'est la fréquence de l'acte qui
ajoute tant aux résultats destructifs de l'onanisme
comparés à ceux qui sont dus à l'acte sexuel.

C'est ainsi qu'un jeune homme qui se trouva être
impuissant à l'âge de vingt-deux ans m'apprit qu'il
avait commencé l'onanisme à l'âge de neuf ans, et
qu'il avait répété ses pratiques souvent dix ou douze
fois par jour pendant un mois consécutif. Dans
aucun pays civilisé, il ne serait possible de s'adonner avec une telle fréquence à l'acte sexuel. Peut-
être en Turquie et dans d'autres pays orientaux,
où il y a de grands harems, la chose serait-elle
aisée, mais elle ne pourrait être réalisée à Londres,
Paris ou New-York, malgré les facilités qu'offrent
ces villes et certaines autres grandes cités à l'accomplissement de l'acte sexuel.

C'est pour cette raison principalement que la
plupart des cas d'impuissance que les médecins ont
à traiter sont le résultat d'une pratique excessive
et prématurée de l'onanisme plutôt que le résultat
de l'abus de l'acte sexuel.

L'effet nuisible de l'onanisme, dans la production
de l'impuissance, est plus grand que celui de l'acte
sexuel parce que, dans le premier cas, l'esprit joue
un rôle plus actif dans la production de l'orgasme
que dans le dernier. La simple friction du gland ne

suffit pas à produire chez l'onaniste le degré nécessaire d'excitation vénérienne. Il se représente dans
son imagination différentes images lascives, et fixe
fortement sur elles son attention durant son action.
La conséquence en est qu'après un certain temps
l'excitation normale due au contact avec les organes
génitaux féminins ne suffit plus à provoquer l'orgasme. La réalité est à tel point inférieure à ce qu'il
s'est fréquemment représenté durant la masturbation, qu'elle demeure insuffisante. Il s'aperçoit
bientôt de ceci et, en conséquence, renonce souvent
à la femme pour se consacrer exclusivement à sa
pernicieuse habitude dans laquelle, pour un temps
du moins, et pendant un temps assez long, s'il est
modéré dans ses désirs, il est assuré de trouver les
sensations voluptueuses qui font l'objet de ses recherches.

Le médecin et le chirurgien rencontrent sans cesse
des exemples de ce genre. Des hommes qui ont pendant des années pratiqué l'onanisme avec modération, sans nuire d'une façon appréciable à leur santé,
sont presque impuissants au soir de leurs noces. Les
cas de ce genre se rencontrent plus particulièrement chez les jeunes gens ayant des passions vives
qu'ils ont dû dominer soit en raison des circonstances
ambiantes, soit en raison de leur propre sentiment
de la pudeur à l'égard des femmes, mais qui ne
voient point d'impudeur ou de honte dans l'onanisme, ou qui, les voyant, n'ont point la force de
résister à la tentation. Quand ils se marient, ces
hommes découvrent que l'acte sexuel est loin de
satisfaire leurs désirs, et qu'en outre, il est moins

excitant pour leur sens génésique que ne l'est l'habitude qu'ils ont contractée. Ils évitent donc l'acte sexuel, et pratiquent en secret le vice qu'ils aiment, ou encore s'adonnent à l'onanisme conjugal sous ses différentes formes, chose aussi mauvaise, si ce n'est pire encore pour eux, et qui a encore le désavantage d'être contre la nature, et de démoraliser un autre être sans le satisfaire.

Ces cas se rencontrent particulièrement parmi les étudiants et d'autres jeunes gens, qui s'adonnent à l'onanisme dès un jeune âge, sans savoir qu'ils se nuisent à eux-mêmes, qui découvrent plus tard leur erreur et font un effort sérieux, et parfois heureux, pour se débarrasser de leur habitude. Le plus souvent ils ne réussissent qu'en partie, et continuent, pleins de remords à chaque rechute, et jurant de ne plus se laisser tenter. Ces individus sont généralement impressionnables et doués d'une vive imagination ; et pourtant ils sont particulièrement aptes à continuer leurs habitudes vicieuses jusqu'à leur mariage. L'idée de relations avec des femmes vénales leur est désagréable, l'érotisme qui les guide est de forme élevée, et ils aspirent au moment où ils pourront se marier et satisfaire leur passion avec une femme pour qui ils auront une sincère affection. En attendant, ils continuent à pratiquer l'onanisme, en se représentant qu'ils réalisent les rêves qui les hantent depuis longtemps. A la fin, ils se marient, et, à leurs grandes détresse et surprise, ils s'aperçoivent qu'ils sont presque ou totalement impuissants, et que la bénédiction matérielle qui leur a été conférée sous forme de l'amour d'une femme pure qu'ils aiment en retour, n'est point ce qu'ils avaient été conduits à imaginer. La réalité demeure inférieure à leur anticipation. Par bonheur, les cas de ce genre ne sont généralement pas difficiles à traiter.

C'est ainsi qu'un jeune étudiant en théologie, qui avait commencé à pratiquer l'onanisme à l'école à l'âge de douze ans, continua de même jusqu'à sa quinzième année, époque à laquelle, conscient des effets nuisibles de son habitude, il voulut y renoncer. Jusque-là il n'avait pas pratiqué l'acte en question plus de deux fois par jour, mais pour une personne de son âge, et même de tout âge, c'était déjà un excès pernicieux. Après sa résolution, il arriva à réduire à une fois par semaine environ, mais dans les intervalles, il éprouvait des pertes nocturnes répétées. Une personne à qui il en parla lui dit qu'elles étaient la conséquence de la réduction brusque du nombre des actes onanistiques, et qu'elles étaient beaucoup plus nuisibles que ceux-ci. Il reprit donc ses habitudes, s'y adonnant parfois huit fois et plus encore par jour. Il n'était pas rare qu'il éprouvât l'orgasme trois fois, sans interruption des manœuvres. Au cours de ces exercices, il avait sans cesse devant lui l'image mentale de son idéal, une très jolie femme à cheveux clairs et à yeux bleus, qui lui témoignait la plus ardente affection. Les choses continuèrent de la sorte jusqu'à sa dix-huitième année, époque à laquelle il fit encore un effort pour enrayer, effort qui réussit mieux qu'à la première tentative. Il quitta le collège, et, ayant du goût pour l'état religieux, il commença ses études théologiques avec l'idée de devenir prêtre. Il entra dans un séminaire et y travailla avec ardeur, s'étant suffisamment dominé pour ne pas se livrer à l'onanisme une seule fois pendant une semaine entière. Mais il était fort incommodé par des pertes nocturnes survenant trois ou quatre fois par semaines successives. Plusieurs fois il eut deux pertes en une nuit.

Le résultat fut qu'il tomba dans un état de grande prostration nerveuse dans laquelle le symtôme caractéristique était l'hyperhermie cérébrale accompagnée en outre d'insomnie, de céphalalgie, de tics musculaires de la face, de bruits de bourdonnement et de sifflement dans les oreilles, avec impossibilité de concentrer son attention sur les sujets de ses études. De nuit, sa condition devenait particulièrement pénible, car il redoutait de s'endormir même quand, vers le matin, il en sentait le besoin, par crainte de pertes séminales. Par désespoir, il s'était, durant les longues heures de la nuit, adonné plusieurs fois de suite à l'onanisme, et il obtenait de la sorte un degré de repos mental qui lui faisait défaut s'il n'avait recours à ces pratiques. Il lui semblait réellement que les pollutions volontaires seules le soulageaient, et si ce n'eût été la conscience qu'il faisait mal, et si ce n'eût été le sentiment inévitable de remords qui le tourmentait le jour suivant, il se serait adonné sans retenue à sa pernicieuse habitude. Dans tous ces actes, et dans tous les rêves lascifs qui accompagnaient les pertes, c'était toujours avec une femme ravissante, pure et religieuse, à cheveux clairs et à yeux bleus, qu'il se figurait avoir des relations. Finalement, après que cet état de choses eut duré quatre ans environ, pé-

riode au cours de laquelle il fut à plusieurs reprises
sur le point de renoncer au ministère, il entra dans
les ordres et s'installa dans une paroisse de campagne, impropre mentalement et physiquement à la
tâche qu'il acceptait. Il s'aperçut bientôt que pour
ses fonctions et, croyait-il aussi, pour sa santé, il
lui serait bon de se marier. Il n'avait jamais, au
cours de sa vie, eu de relations sexuelles, et n'avait
jamais éprouvé les manifestations érotiques que
quelques jeunes gens de santé vigoureuse et de
sexualité puissante sont aptes à éprouver quand ils
sont en relations intimes avec des femmes. Pourtant,
autant qu'il en pouvait juger, il n'avait aucune raison de se soupçonner impropre au mariage : et
comme il y avait dans la congrégation une jeune personne qui rappelait fort celle qu'il voyait en image
durant ses rêves lascifs et au cours de ses actes onanistiques, il résolut de la demander en mariage :
il avait une vive affection pour elle, et voyait des
avantages à cette union. Il la demanda, fut accepté,
et l'épousa peu après. La première nuit se passa
dans un hotel de New-York, et le lendemain matin
le jeune mari me vint voir, désespéré, me disant
qu'il était impuissant.

Je crus d'abord à l'un de ces cas si fréquents chez
les jeunes maris, où il y a impuissance passagère
par simple excès de désirs ou manque de confiance,
impuissance qui disparaît en quelques jours sous
l'influence de quelque *placebo*, mais en apprenant,
en réponse à mes questions, l'histoire qui précède,
je fus assuré qu'il existait un degré plus sérieux de
troubles génésiques. Je vis qu'il existait une débilité

sexuelle prononcée, résultat direct des excès commis. A force de questions, j'appris que le désir avait été médiocre, mais que la puissance sexuelle avait entièrement fait défaut. Il n'y avait eu aucune érection, ni même de semblant d'érection, et le résultat avait été qu'après de nombreuses tentatives faites avec l'espoir du succès, il s'était découragé, s'était endormi et que, durant la nuit, il avait eu deux pertes séminales. Le matin, nouvelles tentatives, encore infructueuses.

Dans ce cas, il n'y avait aucun trouble mental, aucune idée sentimentale à satisfaire, aucune intervention d'idée étrangère envahissant l'esprit et abolissant tout désir. Au point de vue mental, il n'y avait que l'obligation d'admettre que la femme réelle qui était couchée auprès de lui était incapable de susciter le degré d'excitation sexuelle qui accompagnait ses images mentales durant la veille ou le sommeil. De même qu'une substance à saveur forte détruit la sensibslité de la langue pour les saveurs plus fines, de même les images très vives qui avaient jusque-là rempli son esprit avaient rendu impuissante l'excitation physiologique normale, et, en outre, il y avait une impuissance résultant d'excès, conséquence qui se manifeste peut-être plus clairement à l'égard des organes reproducteurs qu'à l'égard des organes de toute autre fonction du corps.

Le cas n'était guère satisfaisant, mais comme l'examen physique montrait que les organes mêmes étaient en bon état, je ne pus le prononcer désespéré. Je conseillai au patient de faire aussitôt chambre à part et de renoncer pour le moment à toute tentative de rapprochements sexuels, et de rester à New-York pendant un mois environ, pour me permettre de lui faire suivre tel traitement local ou autre que je déciderais. Ceci fut par lui déclaré impossible, et il me quitta, dégoûté de lui-même et de la triste condition où il était tombé, dégoûté de moi et de la médecine qui ne pouvait le guérir en vingt-quatre heures.

Mais au cinquième jour, il me revint, ayant dans l'intervalle entièrement échoué dans ses tentatives pour consommer le mariage, et prêt à souscrire aux conditions qu'il me plairait d'imposer, et qui pourraient lui rendre sa santé sexuelle. Je lui donnai un certificat relatant qu'il était atteint d'un sérieux désordre nerveux, exigeant un traitement, et grâce à ce certificat il obtint un congé et vint se confier à mes soins. Sa femme et lui faisaient chambre à part, et il me donna sa parole que sous aucun prétexte il ne tenterait de consommer le mariage sans ma permission.

Tout d'abord il fallait faire cesser les pertes séminales qui continuaient à raison d'une, parfois plus, chaque nuit, depuis son mariage. Je proscrivis donc le décubitus dorsal et conseillai les bains froids matin et soir, avec friction consécutive avec des serviettes rudes.

Le patient devait encore faire une marche de cinq milles au moins par jour, et se rendre chaque soir en quelque lieu d'amusement. Alimentation très nourrissante, où la graisse sous une forme ou une autre, — crème de préférence, — devait tenir une large place. Ne pas déjeuner plus tard que deux heures, et boire à ce repas deux verres de bourgogne. Comme médecine, la potion que voici :

Bromure de sodium.	31 décigram.
Pepsine de Fairchild.	
Pancréatine de Fairchild.. .	*a a* 6 gramm.
Glycérine.	
Eau.	*a a* 62 gramm.

Dose : une cuillerée à dessert avec un peu d'eau et de sucre trois fois par jour, après les repas. Mon but, en donnant ce mélange, était de diminuer l'excitabilité réflexe et automatique du système génital, de diminuer l'hypérémie cérébrale et de faciliter les digestions. Au moment du coucher le patient prenait un cachet de 30 centigrammes de monobromure de camphre.

Chaque matin il s'appliquait l'électricité statique au pénis et aux testicules, et à toute la longueur de la moelle épinière, tirant des premiers organes des étincelles de 2 cent. et 1/2, et de la dernière des étincelles ayant de 7 1/2 à 10 centimètres. L'application durait un quart d'heure environ. Bien qu'indolore, le résultat fut ce que l'on pouvait désirer : les vaisseaux du pénis se distendaient sensiblement, et l'organe tout entier prenait une teinte rouge foncée que le patient ne se rappelait pas lui avoir jamais vue.

Pendant plusieurs heures après, le pénis et le scrotum étaient le siège d'une sensation de chaleur agréable. Deux fois par semaine j'appliquai, au moyen d'une électrode uréthrale, un courant galvanique (batterie de huit piles) aux portions membraneuse et prostatique de l'urèthre, dans le but de diminuer l'excitabilité morbide qui existait évidemment dans ces parties. Je dois dire que l'examen par la sonde avait antérieurement révélé l'état d'hypersthésie de ces parties. J'avais d'abord pensé à les cautériser avec l'intrument de Lallemand, mais le galvanisme eut mes préférences comme étant moins douloureux et aussi, si ce n'est plus, efficace. Dans les cas graves, toutefois, la méthode de Lallemand doit être préférée.

Sous l'influence de ce traitement, la santé générale du patient s'améliora dès le début. Les pertes séminales cessèrent totalement dès la cinquième nuit. La première nuit, il en eut une, mais sans rêves ; la deuxième nuit, il en eut deux ; la troisième point ; la quatrième une ; le cinquième point, et, à dater de ce moment il n'en eut plus tant qu'il me resta sous les yeux.

Chaque nuit, à dater de la deuxième, il dormit de six à huit heures, et s'éveillait le matin reposé et gai. Au matin du onzième jour, il eut une érection, mais elle était due à la distension de la vessie ; toutefois c'était la première de ce genre qu'il eût éprouvée depuis plusieurs années.

La quinzième nuit, il eut un rêve lascif dans lequel les images habituelles ne se présentèrent pas, ou si elles parurent — après reflexion, ce point était douteux — elles étaient beaucoup moins distinctes qu'elles ne l'avaient été. Aucune perte ne les accompagna. Le lendemain matin, il eut une autre érection, accompagnée d'un léger désir, et chaque

matin, par la suite, tant qu'il resta confié àmes soins,
il eut une érection tantôt avec, tantôt sans désir
sexuel.

Quand il eut accompli quinze jours de traitement,
les résultats acquis étaient les suivants :

Sommeil profond chaque nuit; absence de toute
douleur ou autre sensation déplaisante à la tête;
bon et vigoureux appétit, avec bonne digestion gas-
trique et intestinale; cessation des pertes nocturnes
et des rêves lascifs, retour des érections matinales
et des désirs qui les accompagnent normalemant;
désirs et érections se produisant avec fréquence durant le jour. Toutefois les érections n'étant point
encore vigoureuses, je continuai à défendre toute
tentative de rapprochement sexuel. Au quinzième
jour je suspendis l'administration du bromure de
sodium, tout en continuant à donner les autres
éléments de la potion, et en ajoutant cet autre remède :

Sulfate de strychnine. . . . . . 6 centigram.
Acide hypophosphorique dilué.   3 grammes.

Dose : dix gouttes trois fois par jour, avant les
repas, dans une cuillerée d'extrait liquide de coca.

Je donnai cette dernière solution, parce que je ne
connais point, pour les organes sexuels, après que
l'état anormal d'éréthisme où ils ont été mis par les
excès a été calmé, de tonique qui vaille la strychnine, l'acide hypophosphorique et la coca. Il est
bon toutefois de ne pas donner ce remède à l'heure

du coucher, car, sans cette précaution, il peut déterminer des pertes séminales.

A dater de ce moment l'état du malade continua à s'améliorer. Il avait gagné plus de dix livres, devenait chaque jour plus vigoureux et plus gai, et, en somme, plus normal au point de vue mental. Ses érections étaient parfois assez vigoureuses; mais, en somme, bien qu'il en eût plusieurs par jour en raison de la vivacité des désirs qu'il éprouvait, ce n'étaient point encore des érections de vigueur normale. Il avait un vif désir de retourner chez lui, convaincu qu'il y pouvait exécuter le traitement tout entier — sauf la partie électrique — aussi bien qu'à New-York. C'était peut-être vrai; mais comme j'attachais une grande importance à cette dernière partie, je refusai mon consentement. Il y avait vingt jours que je le soignais, et je sentais qu'au bout de huit ou quinze jours la cure serait complète. La nuit du vingt-deuxième jour, sa femme quitta son lit pour venir dans celui de son mari, et celui-ci, au mépris de s promesse, tenta un rapprochement sexuel qui d'ailleurs réussit dans une grande mesure. A mon avis, toutefois, c'était prématuré. Le lendemain matin, il était plein de remords : il renouvela son serment, et promit, en outre, que sa femme allait repartir afin de préparer la maison pour son retour. Mais ce n'était pas là ce que je voulais : j'avais besoin de la présence de la jeune femme — avec défense d'y toucher — pour jouer le rôle d'un excitant constant; mais je ne voulais point de ces tentatives tant qu'il ne serait point en état de jouer son rôle physiologiquement. Il n'y eut point — je le crois du moins —

d'autres infractions à la discipline. La nuit du trente deuxième jour il fit une tentative avec mon demi-assentiment. Je savais qu'il se comporterait mieux, si je semblais ne lui donner la permission qu'à regret, que si je lui donnais pleine liberté pour agir comme il lui plaisait. Dans les choses sexuelles, comme dans beaucoup d'autres, le désir et la puissance sont plus considérables quand il s'agit de fruits défendus que s'il s'agit de fruits qu'il suffit de demander.

La fin justifia les moyens, car le lendemain matin, il m'apprit avec grande satisfaction que j'étais trop prudent pour lui, et qu'il croyait avoir donné tout ce qu'on en pouvait raisonnablement attendre.

Je lui permis alors de retourner dans sa paroisse, en lui prescrivant de continuer tout le traitement, sauf l'électricité et la dose vespérale du monobromure de camphre. A mon avis, il fallait continuer tout le traitement durant trois ou quatre mois encore (à l'exception des éléments supprimés plus haut).

Je l'avertis de la façon la plus solennelle que dans aucune circonstance il ne devait avoir de rapports sexuels plus d'une fois par semaine, pendant une année au moins, et plus longtemps peut-être. Plus d'une année s'est maintenant écoulée et j'ai toute raison de croire qu'il a strictement obéi à mes injonctions. Il m'écrit qu'il est déterminé à ne pas excéder les limites indiquées, que son bonheur est complet, et que ni lui ni sa femme ne se sentent le désir de franchir les limites morales et physiologiques imposées par la nature; qu'elle est enceinte et qu'ils attendent tous deux la naissance de l'enfant comme un signe que Dieu lui a pardonné les péchés et les abus de sa jeunesse.

Je me suis arrêté quelque peu sur ce cas, et sur le traitement employé, parce que cet exemple peut servir de type d'une classe considérable, et qu'il montre les effets ordinaires de la masturbation précoce et excessive ; et encore parce qu'il montre quels sont les principes thérapeutiques qui doivent, selon moi, dominer dans le traitement. Il me serait facile de puiser dans ma propre expérience des cas similaires, mais je préfère citer celui.qui suit et qui est emprunté à Deslandes. Bien qu'il concerne une femme, il s'applique également à l'homme, et il a l'avantage de montrer que l'influence dont je parle est nettement reconnue par d'autres auteurs.

« L'onanisme, dit-il, supplantant les sensations naturelles, peut provoquer dans les organes sexuels une irritabilité qui diffère entièrement de celle qui est causée par le rapprochement sexuel, et qui conduit à des résultats qui n'ont rien d'agréable, tant s'en faut. Ce fait m'a été profondément gravé dans l'esprit par le cas d'une jeune femme qui était venue me consulter. En pension, l'onanisme lui fut enseigné, et elle s'y abandonna sans réserve. A dix-sept ans, elle se maria, et elle s'était fait les idées les plus voluptueuses des plaisirs dont elle allait jouir. Mais quel désappointement ! Le mariage, au lieu de lui donner du plaisir, était une source de déplaisir très réel, et d'une vive douleur, ou plutôt, et c'était le cas le plus fréquent, elle était complètement insensible aux caresses de son mari. A chaque tentative conjugale, des spasmes et des convulsions se produisaient qui duraient quelque temps après celle-ci. »

C'est donc un fait certain que l'onanisme est, en lui-même, plus nuisible que le coït, à l'intégrité de la puissance virile, non seulement parce qu'il est susceptible d'une répétition plus fréquente, mais parce qu'il s'effectue généralement grâce à l'influence d'une imagination exaltée et non par l'excitation de vésicules séminales distendues, le seul excitant normal au coït.

Ce n'est pas seulement, comme on le suppose généralement, à la perte séminale qu'il faut attribuer les effets nuisibles de l'onanisme ou des excès sexuels. Cette perte a bien son influence, cela est certain, mais elle n'est pas, je crois, le facteur principal dans la causation de l'impuissance ou des autres troubles dans la santé. La production fréquente de l'orgasme a beaucoup plus d'importance, et c'est à cette cause qu'il faut principalement attribuer les divers dérangements du système nerveux comme aussi la faiblesse ou la perte totale des facultés viriles. C'est une idée très répandue que celle d'après laquelle la perte de quelques gouttes de sperme affaiblit plus l'organisme que ne le fait la soustraction d'une pinte de sang : rien n'est plus absurde. La liqueur séminale ne se produit pas rapidement, et si l'orgasme se représente plusieurs fois au cours d'une période restreinte, dès la deuxième ou la troisième fois, il cesse d'être accompagné d'une émission de sperme véritable. Un de mes patients eut onze rapports en moins de huit heures.

Aux trois premiers, il y eut éjaculation, mais il n'y en eut point pour les huit derniers, bien que l'orgasme fût complet dans tous. Peu après le onzième rapport, il eut un accès d'épilepsie, et devint définitivement impuissant; il n'éprouva plus jamais d'érections.

Un jeune homme, au cours d'une orgie dans une maison de prostitution, se masturba neuf fois dans l'intervalle d'une heure environ. Les trois premières fois, il y eut éjaculation et la quatrième il s'échappa un peu de liquide filant; les autres cinq fois, il éprouva l'orgasme sans qu'il se produisît l'expulsion d'un liquide quelconque.

Le lendemain matin il avait une incontinence d'urine et, par la suite, l'ataxie locomotrice se développa. Le pénis était entièrement paralysé.

Ces exemples suffisent à montrer que les mauvais effets des excès ne sont pas dus à la perte séminale, qui, dans aucun cas, n'a pu dépasser la valeur d'une cuillerée à thé.

D'ailleurs, l'onanisme chez les garçons n'ayant point encore atteint l'âge de la puberté ne s'accompagne pas d'éjaculation, et pourtant son influence nuisible sur l'organisme est alors plus grande qu'à toute autre période de la vie. En outre, chez la femme, les effets nuisibles de l'onanisme sont aussi considérables que chez l'homme, et chez elles, c'est l'orgasme seul qui peut déterminer des troubles, puisqu'il n'y a pas d'éjaculation. Swediaur [1] rapporte le cas d'une femme confiée à ses soins qui

---

[1] *Traité complet des maladies vénériennes.* T. I, p. 160.

éprouvait souvent l'orgasme vénérien durant son
sommeil, et qui, par cette raison, devint une victime du tabes dorsalis.

Si nous considérons le trouble profond qui se produit dans le système nerveux lors de l'orgasme
sexuel, le vertige mental, la convulsion musculaire,
l'excitation respiratoire et cardiaque et la res-
semblance de tous ces phénomènes avant ceux de
l'accès épileptique, en lequel d'ailleurs il se trans-
forme parfois par une gradation presque imperceptible, nous pouvons comprendre comment la répétition trop fréquente doit conduire non seulement
à l'extinction du désir et de la puissance naturels,
mais à toute une longue série d'autres désordres
d'une importance plus grande encore pour la vie et
la santé de l'individu. L'idée d'attribuer tous ces
résultats funestes à la perte de quelques gouttes de
la liqueur séminale est absurde. Ils se produiraient
non moins certainement et, selon toute probabilité,
avec presque autant de gravité, s'il n'existait point
du tout de liqueur séminale, et, de fait, dans quelques
cas extrêmes d'onanisme, il n'existe plus de sécrétion séminale à proprement parler, et pourtant le
processus de la dégénérescence physique et mentale
continue avec plus de sûreté encore que durant la
première période où la victime s'est initiée à son
vice.

Il y a différents états qui peuvent être provoqués
par l'action immédiate de l'orgasme, qui en sont le
résultat, et que l'on ne peut en rien attribuer à la
perte séminale. Le sperme est tout autant en dehors
de l'organisme quand il est dans les vésicules sémi-

nales que l'urine est hors du sang quand elle a été
déversée dans la vessie.

La simple évacuation du sperme d'un réceptacle
dans un autre ne peut produire aucun effet sur l'organisme, les effets pernicieux étant provoqués par la
nécessité d'une sécrétion répétée de semence, et non
par l'émission au dehors de la quantité déjà accu-
mulée. Quand donc nous voyons qu'en dehors de
l'épilepsie, différents maux tels que l'hémorrhagie
cérébrale, la chorée, la folie, la névralgie et certaines formes de paralysie spinale, suivent immédiatement l'orgasme et même, parfois, surviennent
en même temps que lui, nous ne pouvons douter de
son influence sur l'esprit et le corps, ni manquer de
voir que sa trop fréquente production doit certainement conduire à des troubles graves de l'un ou de
l'autre, si ce n'est de tous deux.

Il est probable que l'acte sexuel et l'onanisme
sont quelque peu plus nuisibles chez l'homme que
chez la femme. On rencontre plus de cas de désordres
dus à ces causes, chez l'homme et le jeune homme,
qu'on n'en rencontre chez la jeune fille et chez la
femme; mais ceci est en grande partie dû au fait
que les femmes sont loin de s'adonner à l'onanisme
dans la mesure où le pratique le sexe masculin, au
moins numériquement. Dans les cas individuels, je
suis porté à croire qu'une fois l'habitude prise, elle
est aussi, si ce n'est plus profondément, enracinée
chez la femme que chez l'homme. La démoralisation chez celle-ci est plus grande, et la pudeur est
plus complètement détruite; mais les autres effets
sont moins prononcées que chez l'homme. Toutefois

les troubles psychiques et physiques se produisent chez elle à la suite des excès répétés, et souvent comme les résultats directs et immédiats d'orgasmes réitérés à de courts intervalles. Je possède deux cas de paralysie des extrémités inférieures qui sont survenus chez des femmes à la suite de rapports multipliés durant une même nuit, et j'ai vu mainte irritation spinale, et d'autres désordres du système nerveux, résulter immédiatement d'une cause analogue.

Les *excès sexuels chez l'adulte*, bien que conduisant à une impuissance plus ou moins permanente, déterminent moins fréquemment cet état que ne le font les excès antérieurs à la puberté, ou au moment où le corps a atteint sa maturité. Pourtant les cas de ce genre sont assez communs, et il est certain que le fait que tout homme qui s'adonne aux plaisirs sexuels le fait avec excès est la cause de la production de l'impuissance à un âge où l'homme devrait être en pleine possession de toute sa virilité. Il n'est pas rare de rencontrer des hommes de cinquante, quarante et même trente ans, qui ont des désirs aussi vifs que jamais, mais qui sont incapables de rapports sexuels, ou ne le sont qu'à un très faible degré, et chez qui cet état est le résultat d'excès.

Il arrive souvent que l'on commette des excès sans se douter que l'on franchit les limites normales. La question qui se pose est donc celle-ci : Où commence l'excès ? Il y a des hommes qui croient très normal d'avoir un rapport par vingt-quatre heures ; tels autres, deux par semaine ; ceux-ci un, et d'autres encore un par mois. Il est très malaisé de donner une règle qui soit applicable à tous : en fait, cela est impossible, car tous les hommes sont dissemblables, et ce qui serait excessif pour l'un serait modéré pour l'autre. Mais on peut dire sans hésitation qu'un rapport par vingt-quatre heures est excessif pour les hommes les plus vigoureux du monde. Il en est qui peuvent continuer ainsi, sans diminution marquée de leur virilité, pendant plusieurs années; mais le temps vient inévitablement, avant l'époque du déclin normal de la puissance sexuelle, où l'impuissance commence à se manifester. C'est certainement trop de deux rapports par semaine pour la majorité des hommes, et la puissance sexuelle s'éteint plus tôt qu'il n'est normal. Un par semaine vaut mieux, et c'est ce chiffre qui peut servir de règle pour l'homme sain, de la vingt-cinquième à la quarantième année. Avant l'âge de vingt et un ans, le coït ne devrait point du tout être pratiqué, et de vingt et un à vingt-cinq ans, il ne faudrait pas s'y adonner plus d'une fois tous les dix ou douze jours : et c'est une loi à laquelle il n'y a pas d'exceptions, que plus les excès sont précoces, et plus l'impuissance survient tôt. Si l'on veut conserver sa virilité jusqu'à un âge avancé, il ne la faut point surmener durant la jeunesse.

L'homme civilisé commet des excès en matière sexuelle : cela n'est point douteux, et nous en voyons les effets dans l'impuissance prématurée. La lecture de livres obscènes, les pièces de théâtre sexuellement excitantes, les obstacles même que la société oppose à la satisfaction libre des passions, agissent sur quelques hommes comme des excitants directs à l'excès sexuel. Dans les communautés civilisées, il arrivera toujours que ces causes agiront avec plus de force que chez les sauvages, où en fait elles n'existent guère, et où les impulsions de la nature sont les seuls excitants à l'acte sexuel. La conséquence est que, toutes choses égales d'ailleurs, l'homme civilisé devient impuissant plus tôt que ne le fait son frère sauvage.

Combien est-il d'hommes de soixante ans dans cette ville qui puissent accomplir l'acte conjugal d'une façon naturelle et satisfaisante? Pas un sur vingt, et pourtant ils devraient conserver leur virilité, et elle est conservée, dans le cas de ceux qui ont été modérés, jusqu'à l'âge de soixante-dix ans et plus encore. En fait, il est rare de rencontrer un homme de cinquante ans qui se soit assez dominé pour pouvoir exécuter l'acte sexuel une fois tous les quinze jours, et même alors, le plus souvent, l'acte n'est satisfaisant ni pour lui ni pour sa compagne. Mais parfois, un mal plus grave que la décadence relativement précoce de la virilité se produit à la suite des excès : je veux parler de l'impuissance qui survient subitement après quelque excès extraordinaire, et de celle qui vient plus graduellement après des excès réitérés. Dans ces cas, les désirs conservent toute leur vigueur ; il y a tentatives de rapports, mais elles échouent ; on les recommence après avoir tenté des moyens extraordinaires pour provoquer l'érection : c'est en vain, le pénis demeure flasque, et ne répond à aucune excitation normale ou anormale, et l'état s'aggrave avec chaque échec.

Les conséquences ne sont pas limitées à l'appareil générateur. Le patient devient un malade par suite du chagrin que lui procurent les échecs dont sont suivies ses vaines tentatives et, par suite, de la peur qu'il a généralement que quelque grave maladie mentale, démence ou imbécillité, par exemple, résultera du « ramollissement cérébral » qu'il croit exister déjà, ou qui va se produire. En outre, il est plein de regrets et de remords au sujet de ses offenses passées envers les lois de son organisme, et il se trouve dans cette situation d'esprit qui en fait une proie facile pour les ruses des charlatans et autres imposteurs médicaux. Il court donc de l'un à l'autre de ces escrocs et voleurs : il visite les magnétiseurs, les clairvoyants, les « guérisseurs naturels », les musées anatomiques, ceux qui pratiquent l'imposition des mains, et ceux qui s'adonnent à la cure par la foi. Il cherche vainement quelque chose qui lui permette de recouvrer la virilité qu'il a perdue, sans autre résultat que de vider sa bourse, et s'efforçant sans cesse de réussir à pratiquer l'acte sexuel tantôt avec une femme, tantôt avec une autre, avec un même insuccès.

Un examen attentif de ces cas, et une enquête approfondie au sujet des circonstances concomitantes, montrent qu'il n'y a pas eu d'érection du tout, ou bien qu'elle a été si faible que l'intromission a été chose impossible. Parfois une éjaculation s'est produite, mais en dehors de la vulve, et ceci n'a servi qu'à rendre la situation plus déplorable encore, car elle s'est faite sans érection et comme résultat de la débilité extrême de tout l'appareil générateur.

Ceci nous amène à considérer cette *impuissance partielle* qui est un des résultats les plus fréquents des excès sexuels, et dans laquelle l'érection est si faible et l'éréthisme si grand, que l'éjaculation et un orgasme imparfaits se produisent soit avant l'intermission, ou sitôt après celle-ci, que nul n'en est satisfait. Cet état précède souvent l'impuissance complète; d'autres fois il peut durer indéfiniment, ou encore guérir sous l'influence d'un traitement.

Dans d'autres cas, l'érection se produit et le patient s'imagine, jusqu'au moment où il est instruit par l'expérience, qu'il n'y aura pas de difficulté à l'accomplissement de l'acte sexuel ; mais au moment où l'intromission est tentée, bien qu'il puisse ne point y avoir de perte du désir, ni de difficultés mentales, le pénis devient flasque, et un échec est le résultat, car il n'y a ni éjaculation, ni orgasme.

Ces cas d'impuissance partielle sont très fréquents, surtout chez les hommes d'âge moyen chez qui il devrait y avoir une puissance sexuelle presque aussi grande que jamais. Car il est à noter que quand, au cours de l'âge, la période approche où, selon les lois physiologiques, l'homme peut s'attendre à subir la perte naturelle de la puissance sexuelle, ce qui est le sort commun, la décadence se manifeste, non par une imperfection quelconque dans l'acte, mais par la rareté croissante du besoin de sa répétition. En outre, dans cette impuissance physiologique, le désir diminue *pari passu* avec la puissance, et l'homme cède sans protester à la loi impitoyable de son organisme. Mais dans l'impuissance qui résulte de l'imprudence de l'individu qui

s'adonne à l'acte sexuel plus souvent qu'il ne le devrait, ou au milieu d'accessoires anormaux qui
échauffent l'imagination pour un temps et ensuite
la laissent vide, le désir demeure souvent intact,
tandis que la puissance diminue ou se perd ; de là
des chagrins, des regrets, des désappointements, et
un état constant de lutte entre la chair et l'esprit.
On peut poser comme loi le fait que lorsqu'il y a
désir, sans pleine jouissance, l'impuissance est une
véritable maladie, et non une condition physiologique survenant au cours régulier de la vie.

Quant à la nature des excès qui peuvent entraîner
une impuissance complète ou partielle, c'est généralement, mais non toujours, l'excès des rapports
sexuels plutôt que l'onanisme, chez l'adulte. L'onanisme est plutôt un vice de la jeunesse et de l'enfance, comme nous l'avons vu, bien que beaucoup
d'hommes s'y adonnent à l'exclusion de l'acte sexuel,
ou en rapports avec lui. Dans tous ces cas, on peut
faire les mêmes observations qui ont été faites au
chapitre précédent, avec cette addition, que l'onanisme est également destructeur de la puissance
sexuelle et du désir sexuel, non toutefois par le fait
de circonstances inhérentes à l'habitude même, mais
parce que l'acte onanistique se répète certainement
beaucoup plus fréquemment qu'il n'est possible de
réitérer l'acte sexuel.

En outre, quelques hommes qui se trouvent impuissants dans toutes leurs tentatives de rapprochement sexuel, non par absence de désir, mais par
manque de virilité, sont très sujets à s'adonner sys-
tématiquement à l'onanisme, grâce auquel l'éjacu-

lation et l'orgasme peuvent être obtenus sans érection, au plus grand détriment de l'instinct sexuel et de la puissance.

C'est au même expédient qu'ont parfois recours des hommes âgés, chez qui le désir naturel et la puissance se sont affaiblis, mais qui réveillent l'un et l'autre, imparfaitement, par des pratiques lascives de différentes sortes, ou même en s'abandonnant à des pensées lascives. Ces cas sont parmi les plus lamentables que l'on puisse rencontrer, surtout quand l'acte est répété souvent, et dans des conditions de nature à entraîner diverses affections comme l'épilepsie et l'hémorrhagie cérébrale. J'ai eu sous les yeux le cas d'un vieillard de soixante-treize ans qui recevait chaque après-midi deux jeunes filles, par qui il se faisait faire la masturbation buccale, l'une après l'autre, avec à peine un quart d'heure d'intervalle.

Un jour, durant l'opération, il fut soudainement pris de paralysie d'un côté du corps, et devint aphasique : un vaisseau s'était déchiré dans le cerveau.

Dans un autre cas, le patient, âgé de plus de soixante-dix ans, fut pris d'un tremblement paralytique dû probablement à une sclérose diffuse du cerveau, résultat évident de l'onanisme excessif auquel il s'était adonné pendant plusieurs années. Dans ce cas, l'appétit sexuel était anormalement stimulé par des lectures et des images obscènes, et bien qu'il n'obtînt jamais d'érections, il réussissait, par ce système de surexcitation, à déterminer un état d'éréthisme tel que l'orgasme et une éjaculation partielle se produisaient.

Un jour, tandis qu'il était occupé à se satisfaire, il éprouva un léger vertige, et sa main droite commença aussitôt à trembler. Le tremblement devint plus fort, et gagna par la suite l'autre main, la tête et le cou. Les deux jambes furent pareillement affectées, peu après, et maintenant, il marche avec précipitation et passe évidemment à la demence sénile.

D'après mon expérience, dans tous les cas où l'onanisme est pratiqué dans une mesure considérable — et l'excès est la règle en pareille matière — par des personnes dont les désirs et la puissance naturels sont en voie de déclin physiologique, le système nerveux est plus ou moins affecté, et la vie est matériellement affectée.

Il arrive parfois, cependant, que la tendance à ces actes est la conséquence, et non la cause du dérangement mental existant. Dans différentes formes de folie, la tendance en question se manifeste à un degré extrême, et constitue l'une des manifestations les plus embarrassantes. Beaucoup de cas de dépravation sexuelle chez les vieillards sont des prodromes de la démence sénile, et, chez les personnes plus jeunes, de paralysie générale [1].

Une autre cause d'impuisaance chez l'adulte, et qui peut commencer à agiter la jeunesse et continuer jusqu'à un âge mur, où jusqu'au moment où le patient commence à avoir des relations sexuelles, est représentée par les pertes séminales nocturnes. Toutefois l'influence de ce facteur est généralement

---

[1] A Treatiseon Insanity in its medical Relations, par W.-A. Hammond. New-York, 1883.

exagérée, et il est rare que par lui-même il puisse
produire des troubles sérieux dans la santé des
organes reproducteurs. C'est au contraire, dans la
grande majorité des cas, un phénomème parfaitement normal, et qui est plutôt utile que nuisible à
l'organisme. Mais quand elles sont trop fréquentes
et coexistent avec des excès sexuels, les pertes nocturnes sont capables de provoquer une diminution
marquée du pouvoir sexuel, ou d'accentuer celle qui
existe déjà.

Il ne sera pas inutile de dire quelques mots sur
la physiologie de ce phénomène, car ils peuvent
contribuer à mettre le sujet dans son jour véritable,
et rassurer de nombreux médecins qui s'inquiètent
souvent de ceux de leurs patients chez qui les
pertes se présentent, et ne réussissent pas à les
chasser par leurs médications.

Chez les jeunes gens absolument chastes, il arrive
généralement que peu de temps après la puberté,
les pertes nocturnes commencent à se produire.
Tant qu'elles ne se produisent pas plus d'une fois
par quinzaine, elles sont strictement compatibles
avec la santé, du moins avec celle de l'homme civilisé.

Elles prouvent qu'au fur et à mesure du développement du système reproducteur, la semence se sécrète, et que les vésicules séminales une fois remplies, la nature intervient et les vide à sa façon. Si
le jeune homme évite les pensées impures, s'il fuit
les soupers et les distractions excitantes qui produisent des dérangements émotionnels, s'il évite le
décubitus dorsal, les pertes nocturnes doivent être

rares, et chez un jeune homme ayant dépassé seize
ans, il ne doit guère s'en produire une que tous les
six mois. Mais, dans la réalité, il arrive presque
invariablement que les pensées ne demeurent
point pures, que les romances amoureuses et les
pièces de théâtre, la fréquentation du sexe féminin,
la vue de statues et d'images suggestives, la fréquentation de camarades qui ont des conversations
lascives, la vue de l'accouplement des animaux, et
nombre d'autres facteurs représentent autant d'excitants génésiques qui ne peuvent être évités, et que,
dans beaucoup de cas, il est préférable de ne pas
éviter, à moins que nous ne désirions ne voir prendre
aucun développement émotionnel à nos fils. Le jeune
homme chaste et bien élevé ne s'adonne point à
l'onanisme.

L'idée seule le dégoûte, mais il va se coucher, et
dans son sommeil il a un rêve où les impressions de
la journée se représentent, et comme le cerveau n'a
pas à ce moment le contrôle complet des centres
nerveux inférieurs, ceux-ci agissent, en accord avec
l'idée présentée par le cerveau, et l'orgasme sexuel
se produit. Si le fait arrive toutes les deux ou trois
semaines, il n'y a point de mal. Mais si, par la lecture
de livres obscènes, par la contemplation d'images
lascives, ou, ce qui est peut-être pire encore, par
suite d'actes immodestes ou de conversations avec
des femmes, la fréquence des pertes est matériellement accrue, alors le cas est différent, et non seulement il peut se présenter une débilité générale, et
nerveuse, et d'autres manifestations de troubles dans
la santé, mais il peut en résulter encore une im-

puissance plus ou moins complète. Si, en outre, l'onanisme est pratiqué avec son cortège habituel d'images lascives, des pertes nocturnes se produiront certainement, et deviendront plus fréquentes qu'il n'est compatible avec la santé.

Le décubitus dorsal, en permettant au sang de s'accumuler dans la moelle épinière et dans la moelle allongée, de façon à produire un état de congestion passive, et en permettant ainsi à ces parties de s'échauffer, accroît l'excitabilité réflexe des organes générateurs et favorise la production des pertes nocturnes.

Comme je l'ai dit, les pertes nocturnes sont généralement précédées ou accompagnées de rêves lascifs ; mais ceci n'est pas toujours le cas, et elles se produisent parfois sans aucune excitation de ce genre. Ce cas ne se présente toutefois que chez les sujets atteints de débilité sexuelle avancée ou chez qui les désirs sont éteints.

A l'égard des *pertes diurnes,* les médecins s'entendent souvent dire par leurs patients que leur semence s'échappe parfois tandis qu'ils font les efforts de la défécation, ou s'échappe avec leur urine. Bien que ce fait soit peut-être possible, il est certainement d'une grande rareté. A mon avis, pas un cas, sur cent allégations de ce genre, n'est réellement un exemple du fait dont il s'agit.

Dans les cas de forte constipation, où la masse fécale est volumineuse et dure, il peut être exprimé par les efforts violents de défécation un peu de fluide prostatique ou de mucus uréthral ; mais il est infiniment rare que les vésicules séminales puissent

être vidées de cette façon, et quand cela arrive, cela
n'a point grande importance. Dans toute ma pratique
je n'ai observé qu'un seul cas où il y avait expulsion
spermatique durant la défécation, et chez ce patient il y avait un semblant d'orgasme. Le sujet de
cette observation était un homme d'âge moyen ayant
pratiqué l'onanisme depuis l'enfance et qui, devenu
adulte, s'était beaucoup adonné aux plaisirs vénériens ; il avait encore porté atteinte à ses forces par
un abus excessif d'alcooliques. Quand la défécation se produisait, il fallait de grands efforts musculaires pour réussir, et presque invariablement il y
avait un orgasme imparfait avec émission séminale.

A l'égard du passage de la semence dans l'urine,
passage que quelques-uns supposent être possible
par suite d'une régurgitation du sperme dans la
vessie d'où il sortirait lors de la miction, je suis sûr
qu'il ne se produit jamais de la façon indiquée. Il
n'est pas rare de trouver des spermatozoïdes dans
l'urine qui est expulsée après les rapports sexuels,
car il reste toujours un peu de sperme dans l'urèthre
et celui-ci est entraîné à la première miction. Quant
à l'idée du reflux graduel de la semence dans la vessie, sans orgasme, et de l'évacuation de celle-ci avec
l'urine, c'est une pure absurdité.

Entre autres points intéressants, Sir James Paget[1],
discute celui dont il s'agit de la façon suivante :

« Quant à l'expulsion de la semence avec l'urine,
je suis presque certain qu'elle ne se produit jamais,

---

[1] *Clinical Lectures and Essays* (Sexual Hypochondriasis). New-
York, 1875, p. 271.

à moins qu'il n'y ait eu éjaculation peu auparavant, ou que les vésicules ne soient malades. Dans le premier cas, un peu de sperme qui reste dans les parois de l'urèthre, ou ayant peut-être passé dans la vessie, est entraîné lors de la miction, et peut être retrouvé dans l'urine à l'aide du microscope. J'ai, dans un cas, examiné pendant plusieurs jours de suite l'urine d'un patient qui était persuadé qu'il s'y trouvait encore du sperme, et je retrouvais bien celui-ci chaque fois qu'il y avait eu perte séminale, mais jamais en dehors de ce cas. Un de mes anciens collègues m'assurait qu'il avait souvent observé le même fait après qu'il avait eu des rapports sexuels, et je crois que c'est là tout ce qui peut être affirmé avec certitude au sujet du passage du sperme avec l'urine : ce qui peut en rester dans l'urèthre après une éjaculation est entraîné par celle-ci. Mais c'est moins de chose encore qui effraye les ignorants et les hypochondriaques : c'est simplement du mucus des voies urinaires, sain ou légèrement modifié. Il faut traiter cette forme de soi-disant spermatorrhée en retablissant la réalité des faits ; les ignorants nous croiront, mais il est douteux que l'on puisse persuader les hypochondriaques.

« Cette mésinterprétation de la présence du mucus vésical n'est pas la seule : il est une autre erreur que commettent quelques personnes, surtout d'âge moyen ou âgées, à puissance sexuelle décroissante, et qui les rend très malheureuses. Elles trouvent dans leur urine de petits flocons ou fils de mucus flottants qui, à leur rapport, sortent de l'urèthre au début de la miction, et principalement le matin. Elles guettent ces fragments avec une vive anxiété et nous les envoient sur des morceaux de papier ou de verre, nous priant de les examiner avec très grand soin. Je pense que ce sont des fragments de mucus prostatique sécrété durant la nuit et entraînés par la miction du matin. Quels qu'ils soient d'ailleurs, ils n'ont aucune importance ; on peut les rencontrer chez des hommes qui ne s'en occupent ni ne s'en soucient et à qui nul mal n'en arrive, et les hypochondriaques eux-mêmes continuent à en expulser des mois durant sans en éprouver d'autre dommage que leur souffrance mentale. »

Chaque médecin a rencontré des cas où existent des illusions de ce genre, et les patients sont confirmés dans leur erreur par les différents charlatans qui prétendent les guérir tout en exagérant l'importance de toute petite circonstance accessoire qui peut se présenter. Ils savent bien que le meilleur moyen de se procurer leurs gains illicites est d'effrayer le patient et de lui faire croire qu'il marche vers l'impuissance et le ramollissement cérébral, et que seuls ils voient le danger qu'il court. De cette façon le patient est amené à une condition qui peut être appelée fausse impuissance. Il craint de tenter l'acte sexuel, de peur d'un échec qui justifierait ses pires craintes.

Il arrive encore que le patient se croit sujet à éprouver des pertes séminales sans l'orgasme, et simplement comme résultat de l'excitation vénérienne. Il est vrai que chez la plupart des hommes il se présente, durant cette excitation, une petite sécrétion visqueuse au méat, mais c'est simplement du mucus sécrété par la membrane bordante, et l'excrétion est un phénomène purement physiologique, qui n'a pas la moindre importance pathologique. Voici comment s'exprime sir James Paget à cet égard (*op. cit.*, p. 273) :

« D'autres encore s'attristent et s'inquiètent du fait que, durant l'excitation sexuelle et, chose plus grave encore, d'après eux, au réveil du matin, ils voient sortir de l'urèthre un liquide clair et incolore; on l'en exprime aisément par la pression. Ici encore la chose est parfaitement naturelle, et il serait aussi injuste de s'en plaindre que si l'on trouvait anormal de verser des larmes durant le chagrin. L'urèthre sécrète naturellement du mucus durant l'excitation sexuelle; la sécrétion est plus ou moins abondante, mais elle existe, je crois, chez tous les hommes. Pour la sécrétion du matin, elle est due à quelque excitation sexuelle durant le sommeil, oubliée au réveil, ou à la turgescence générale ou érection des organes sexuels qui, chez la plupart des personnes saines, existe durant le sommeil ou durant une partie de celui-ci. Dans aucun cas ce mucus uréthral clair n'est un signe ou un résultat de maladie, sauf dans les cas où il est très abondant et constitue un reliquat de gonorrhée. Cette sécrétion est, je crois, la plus abondante et le plus rapidement formée chez ceux dont les organes sexuels sont plus irritables que puissants; mais c'est là le pire qu'on en puisse dire, et même dans ces cas, ce n'est pas dans les organes sexuels, mais dans une partie du système nerveux, cerveau ou moelle, que réside le mal.

Dans aucun cas, cette sécrétion ne mérite le nom de maladie, et l'on ne peut la traiter comme telle. »

Les cas de ce genre valent ceux où les patients s'imaginent devenir impuissants parce que l'un de leurs testicules pend plus bas que l'autre.

Mais il existe des pertes involontaires diurnes ou le sperme est expulsé avec orgasme, par suite de la friction du pénis contre le vêtement, ou comme résultat de pensées ou actes lascifs. Il y a là perte de puissance avec accroissement de l'excitabilité, et cet état résulte le plus souvent de grands excès. L'individu qui le présente est généralement impuissant à l'égard de l'excitation physiologique à l'acte sexuel.

Dans la première catégorie de cas, le patient peut présenter des émissions durant la promenade, et plus particulièrement durant l'exercice à cheval. L'éjaculation s'accompagne d'un orgasme imparfait et l'érection est généralement très faible. En fait, il ne se présente rien que l'on puisse réellement appeler érection : il y a simplement une légère turgescence du pénis.

Dans le deuxième cas, la même série d'événements se produit par suite de quelque impression mentale de caractère voluptueux. Mais ici, il ne s'agit pas, comme dans le chapitre précédent, des cas où le patient, complice, favorise la production de celle-ci ; la chose se fait contre sa volonté. Il arrive dans quelques cas que la moindre allusion faite aux questions sexuelles en présence d'un individu de cette catégorie suffit à déterminer une éjaculation. Dans un cas que j'ai pu observer, le patient, âgé de quarante ans environ et qui avait épuisé ses forces dans de grands excès, et amené ses organes générateurs à un état d'éréthisme très vif, ne pouvait voir monter une femme en omnibus en montrant deux ou trois centimètres de sa cheville, ou encore ne pouvait rencontrer une femme décolletée et bras nus, sans éprouver une éjaculation, et cette éjaculation se produisait sans érection, et presque sans trace d'orgasme.

Dans ces deux genres de cas, l'impuissance peut être le résultat final : les phénomènes dont il s'agit accompagnent souvent celle-ci et, comme elle, sont les indices d'un état de faiblesse du système sexuel.

Il est des facteurs, autres que les excès, qui sont capables de diminuer la puissance virile au point d'amoindrir ou d'abolir totalement l'aptitude à l'érection et, par suite, d'amener l'impuissance. Parmi celles-ci sont les différentes conditions et maladies générales et locales du système générateur en particulier et d'autres parties du corps.

L'*Obésité*, due, comme elle l'est souvent, à des défectuosités dans les processus assimilateur et désassimilateur, peut s'accompagner d'une faiblesse du système générateur. J'ai noté cette condition très nettement chez deux hommes dont chacun, bien que n'ayant pas plus de 1 m. 70 de hauteur, pesait respectivement 300 et 280 livres. Dans aucun des deux cas, il n'y avait eu excès ; tous deux étaient mariés, et tous deux, à mesure que se développa l'obésité, virent diminuer l'aptitude à l'érection, si bien que l'acte sexuel devint impossible. Il n'y avait pas ici difficulté mécanique par le fait des dimensions de l'abdomen — cette question sera envisagée plus loin — il n'y avait de troubles que dans l'aptitude à l'érection.

Par la suite, les deux patients guérirent, et le résultat établit l'exactitude du diagnostic posé, d'après lequel l'impuissance résultait d'une cause constitutionnelle. En imposant un régime d'où le sucre, la fécule et les corps gras étaient rigoureusement exclus, j'arrivai à réduire le poids de 60 livres dans un cas et de 47 dans l'autre, et le résultat fut non seulement le retour de la virilité, mais une amélioration considérable de la santé à d'autres égards.

L'*émaciation*, quand elle est très prononcée, est, plus encore que l'obésité, due à un trouble de nutrition, et, comme elle, peut produire l'impuissance. Cet état peut plus facilement encore se produire quand, à part l'émaciation générale, il survient une atrophie des testicules et du pénis. Dans ces cas, la perte de la virilité devient une condition permanente qui persiste durant toute la vie du patient. Fort heureusement pour ce dernier, il y a, dans ces cas, perte des désirs aussi bien que de la puissance, de telle sorte qu'en général, le fait n'est pas de nature à provoquer des chagrins et des désappointements interminables. Il doit, toutefois, être fait exception pour certains cas, pour des hommes mariés qui se trouvent dès le début, dans l'impossibilité de consommer le mariage, ou dont les femmes sont exigeantes en matière du *debitum conjugale*. C'est ainsi que je fus consulté par un israélite bien portant, quoique légèrement émacié, et qui se trouvait dans l'impossibilité de se dérober à un engagement matrimonial qu'il avait contracté alors qu'il était

en pleine possession de sa virilité. Croyant son cas
moins mauvais qu'il ne le semblait, et, en réalité,
ignorant le point où il en était, il se maria et vint
à New-York en voyage de noces. Le matin qui suivit
son arrivée, il vint me voir, et dans un état mental
pitoyable, il m'apprit qu'il était hors d'état de remplir ses devoirs de mari. A l'examen, je trouvai les
testicules extrêmement atrophiés, mais n'ayant pas
de largeur ni d'épaisseur supérieure au diamètre
d'une pièce de vingt sous, le pénis froid, petit et
très flasque. L'émaciation générale n'était pas très
considérable, et bien qu'il fût évident que la résorp-
tion des tissus des organes génitaux avait marché
plus vite que celle des autres parties du corps, je ne
pouvais découvrir aucun désordre nerveux ou autre
des parties qui pût en expliquer l'état actuel. Je
posai un pronostic défavorable et, peu après, le mariage fut annulé devant l'une des cours de la Pen-
sylvanie, État d'où le couple était originaire.

Dans un autre cas, le patient, qui était marié depuis plusieurs années et qui avait eu trois enfants
de sa femme, devint tuberculeux et s'émacia rapidement. A mesure que sa santé s'effondra, il perdit
rapidement sa puissance sexuelle, par suite, comme
je le vis, de l'atrophie testiculaire. Ces organes
étaient mous, flasques, et n'avaient pas plus de la
moitié des dimensions normales quand le sujet se
présenta à mon examen. Le pénis était également
très réduit. Dans ce cas, il était beaucoup exigé de
la puissance sexuelle du patient, mais celle-ci ne lui
permettait pas, même avec les meilleures inten-
tions du monde, de satisfaire ces exigences. Le

pronostic était grave, et le patient mourut environ
deux ans plus tard sans avoir le moins du monde
récupéré sa faculté procréatrice.

Il peut y avoir émaciation locale des organes générateurs sans que le reste de l'organisme participe
à ce processus : elle est due alors à quelque cause
qui empêche l'accès suffisant du sang à ces organes,
ou à la suppression de l'influence nerveuse qui
s'exerce normalement sur eux.

Certaines affections cérébrales telles que, par
exemple, l'hémorrhagie cérébrale, peuvent être
suivies de l'atrophie des testicules. L'on a dit que ce
résultat est produit particulièrement à la suite de
lésions ou affections cerébelleuses. Gall [1] a observé
plusieurs cas de ce genre, et de nombreux autres
exemples sont rapportés par Combe [2] et par d'autres
écrivains. Larrey [3], dans un travail très complet,
appuie la théorie de Gall, et cite plusieurs cas pour
la confirmer. Lors des lésions des maladies de cette
partie de l'encéphale, bien qu'au début, il puisse y
avoir exagération du sens et de la puissance sexuels,
il affirme qu'à mesure qu'avance le processus morbide, il se produit une asthénie marquée des or-

---

[1] « Cerebello vulnerato partes genitales sympathiam trahuntur.
Gall, Vindobonnae Austriacorum, duos milites e vulnerato occipite, impotentes fieri observavit, quorum unus, duobus post annis
veneris appetentiam et copulandi potestatem iterum recepit, pueros
que genuit. Formey, Berolinensis, narravit nobis historiam cujus-
dam qui, occipite vulnerato, primum priapismo, dein impotentia
vexatus est. Verumtamen sex post mensibus virilitatem recupe-
ravit ». (*Phrénologie* de Spurzheim.)

[2] *System of Phrenology*. Boston, 1834, p. 110.

[3] *Observations on Wounds*. Traduction du français de E.-F. Ri-
vinus, Philadelphie, 1832, p. 199.

ganes génitaux, avec atrophie testiculaire du côté
correspondant au lobe cérébelleux malade, ou des
deux côtés si la lésion cérébelleuse est bilatérale.
A l'appui de son dire, Larrey cite le cas d'un jeune
soldat qui, en Égypte, fut frappé sur la partie postérieure de la tête par un gros éclat de bois. L'inflammation — que l'on supposa localisée au cervelet — survint. Le malade revint assez à la santé
pour pouvoir être envoyé en France. Il s'écoula
plusieurs années avant qu'il revînt sous les yeux
de Larrey. L'on vit alors que ses organes génitaux
n'avaient plus que les dimensions des organes d'un
enfant de quelques semaines. L'aptitude à l'érection
avait disparu et les désirs sexuels étaient éteints.

Dans un autre cas, un soldat fut frappé par une
balle de mousqueton qui, frôlant la protubérance
occipitale, déchira les muscles superficiels de la tête
en passant d'un côté à l'autre. Le patient ressentit
aussitôt une violente douleur à l'occiput avec sensation de pesanteur dans toute la tête et engourdisse-
ment des extrémités inférieures. La vue et l'ouïe
étaient à tel point affectés qu'il pouvait à peine distinguer les gros objets, ou comprendre les mots
prononcés sur le ton le plus perçant. Ses testicules
s'amoindrirent et s'atrophièrent, et son pénis diminua dans la même proportion, et perdit l'aptitude à
l'érection.

Le troisième cas était celui d'un homme qui avait
reçu un coup de sabre à travers l'os occipital et la
dure-mère, de telle sorte que l'on pouvait aisément
voir et toucher le lobe occipital droit du cervelet.
Quand on le prenait, si doucement que ce fût, avec

le doigt, il survenait du vertige, une syncope et des convulsions, mais aucune douleur ne se produisait. Après les premiers jours, le patient perdit la vue et l'ouïe du côté opposé. En même temps, il se manifesta de violentes douleurs le long de la colonne vertébrale avec une sorte de fourmillement dans les testicules dont les dimensions se réduisirent rapidement, de telle sorte qu'en moins d'une quinzaine, ils n'eurent plus que la grosseur de petits haricots. Le désir sexuel fut entièrement aboli.

Dans le quatrième cas, le patient reçut un coup sur le derrière de la tête : entre autres faits consécutifs, il y eut atrophie du testicule droit, avec perte de l'érection.

Dans le cinquième cas, à la suite d'un coup sur la tête, par un morceau de bois, il s'est produit un abcès du lobe cérébelleux droit, qui a, en trois mois environ, entraîné la mort du patient. L'autopsie a révélé une désorganisation complète du lobe droit, avec atrophie marquée du testicule du côté opposé.

Dans le sixième cas, la maladie cérébelleuse était la conséquence d'un érysipèle. Le patient survécut deux mois. L'autopsie révéla l'existence d'un abcès qui avait pris la place du lobe cérébelleux gauche tout entier. Le scrotum et le pénis étaient fort réduits, l'atrophie ayant atteint sa deuxième période.

Trois exemples remarquables, montrant le lien entre les lésions cérébelleuses et l'atrophie des organes génitaux, ont été relatés par le Dr J. D. Fisher, de Boston [1].

---

[1] Contributions Illustrative of the Functions of the Cerebellum. Americ. Journal of med. sciences. Février 1839.

Dans le premier cas, il s'agissait d'un homme de quarante-cinq ans, mort de pneumonie. Le pénis était petit ; le gland avait évidemment été rarement découvert, si même il l'avait jamais été. Découvert, il était petit, pâle, pointu : tout l'organe ressemblait à celui d'un enfant au-dessous de l'âge de la puberté. Le scrotum était mou et flasque, et vide, nulle part de testicules.

La tête était grande, ayant 55 centimètres de circonférence. Encéphale sain et volumineux, pesant 1,597 grammes. Relativement à celui-ci, le cervelet était fort petit, car le premier pesant 1,457 grammes, le deuxième ne pesait que 140 grammes. D'après Meckel et d'autres, le poids moyen des deux organes réunis est de 1,488 grammes, et celui du cervelet est à celui du cerveau comme 1 est à 7 ou à 8. Dans ce cas, le cervelet mesurait transversalement 6 1/4 centimètres en diamètre ; en épaisseur 3,75 centimètres ; dans le sens antéro-postérieur, 6 1/4 centimètres, et dans le sens perpendiculaire, 6 1/4 centimètres aussi. Il avait donc un tiers de moins dans ses dimensions et son poids que le cervelet normal, et pesait exactement ce que pesait le cervelet d'une fille de six ans, dont l'autopsie fut faite au même moment.

L'histoire du patient est très intéressante. L'absence de testicules fut découverte par le Dr Warren. La voix du patient était celle d'une femme ; il n'avait point de barbe et ne témoigna jamais de tendances amoureuses ni du désir de la société féminine : ainsi que le dit sa mère, il fut une vierge dans sa conduite et dans ses sentiments, jusqu'au jour de sa mort.

8.

Le deuxième cas était celui d'un homme de quarante et un ans qui, dans un chemin de fer, fut blessé par un tamponnement, de telle sorte que sa nuque vint frapper violemment le châssis d'une fenêtre du wagon.

Le choc fut si rude qu'il demeura quelque temps insensible. On crut d'abord qu'il avait le crâne fracturé, ou le cou brisé. Toutefois il reprit ses sens et put être ramené chez lui. Différents symptômes d'ordre nerveux survinrent, et de la quatrième à la cinquième semaine, après l'accident, il découvrit qu'il avait perdu tout désir sexuel et toute aptitude à l'érection. Les excitations ordinaires étaient absolument insuffisantes à provoquer une sensation amoureuse quelconque, et à son sens cet état datait de son accident. La fonction génératrice continua à sommeiller aussi durant deux ans, et six mois après elle ne reprit qu'une partie de sa vigueur.

Le cas qui suit est particulièrement intéressant par le fait que de vifs désirs vénériens existaient, mais ne pouvaient être satisfaits en raison de l'impuissance; le cas a été observé par le Dr Whittemore, et relaté par le Dr Fisher.

Un homme de soixante-treize ans avait été marié quarante ans, et avait eu onze enfants. Peu de temps après son mariage il commença à se plaindre d'étourdissements et de bourdonnements qu'il continua de présenter, plus ou moins, jusqu'à sa mort. En outre, il avait un fort vertige, avec douleur et surdité partielle à gauche. Puis survinrent plusieurs attaques d'hémiplégie, qui furent suivies d'une salacité morbide qui continua, avec de petites intermittences, jusqu'à trois mois environ avant sa mort, époque où elle diminua au point que le désir n'en devenait impérieux qu'une ou deux fois par nuit. Mais il ne pouvait le satisfaire, l'érection étant imparfaite, et durant une année il n'y eut pas d'éjaculation.

Le lendemain de la mort, l'autopsie fut pratiquée. La dure-mère était adhérente au crâne ; l'arachnoïde était épaissie, et il y avait beaucoup de liquide séreux dans la pie-mère : les artères s'ossifiaient. Autrement le cerveau était sain, mais il n'en était pas de même du cervelet. Le lobe droit en était normal ; le lobe gauche était réduit d'un cinquième et avait subi une très grande perte de substance, grâce à la formation d'une cavité dans son épaisseur. Les parois de la cavité étaient au contact l'une de l'autre, mais celle-ci avait problablement renfermé de la sérosité qui s'était échappée lors de l'ouverture.

Budge [1] a vu qu'en irritant le cervelet on produit des mouvements du testicule.

Voici ce qu'il dit à ce sujet.

« Par une heureuse coïncidence, j'ai eu la satisfaction de voir que chez un vieux chat dont les testicules étaient dans la cavité abdomniale, ces organes après la mort s'agitaient chaque fois que le cervelet était irrité par un scalpel, ou au moyen de la potasse caustique. L'effet était tel que lors de l'excitation de la moitié droite du cervelet, et de la moitié droite du processus vermiforme, des mouvements se produisaient dans le testicule gauche ; l'excitation de la moitié gauche était suivie de mouvements du

---

[1] *Untersuchungen u. d. Nervensystem.* Cahier, II. p. 82.

testicule droit. Il suffit d'une simple excitation superficielle pour obtenir ces résultats. Les mouvements des testicules devinrent bientôt si nets que
l'on ne pouvait douter de leur réalité. Je me hâtai
d'achever l'ouverture du crâne et celle de la cavité
abdominale, et je vis les testicules absolument tran-
quilles, ne présentant pas le moindre mouvement.

« En irritant un côté du cervelet, je vis le testicule
du côté opposé se gonfler, quitter sa position et se
dresser de façon à former un angle droit avec le
cordon spermatique, un des cotés de l'angle étant
dirigé en avant. Si je cessais d'irriter le cervelet, le
testicule reprenait sa position, et le mouvement reparaissait à chaque répétition de l'irritation. Je pus
répéter l'expérience pendant une demi-heure avec
des résultats toujours identiques. Après la première
irritation il ne s'écoula pas trois secondes avant le
moment où le mouvement se produisit. Par la suite,
l'intervalle entre l'excitation et la réaction s'al-
longea : le mouvement durait peu de temps, et di-
minuait sans cesse. Je n'excitai pas seulement le
cervelet; entre temps j'irritai le cerveau, les tuber-
cules quadrijumeaux, les couches optiques, les corps
striés, mais sans obtenir la moindre réaction mo-
trice. »

Valentin confirme les observations de Budge,
mais Volkmann s'y refuse, et Müller ne leur accorde
aucune confiance.

J'ai voulu m'éclairer à cet égard, en répétant les
expériences de Budge. Dans un cas où un chat fut
soumis à l'expérience, des mouvements marqués
des testicules se produisirent quand j'irritai le cer-

velet au moyen d'un scalpel, ou de courants galvaniques continus traversant deux aiguilles. L'excitation du lobe gauche déterminait des mouvements dans le testicule droit, et *vice versa*. Quand le courant traversait les deux lobes, les deux testicules se murent, et le pénis entra en érection. Je fus d'abord tenté d'accorder une importance extrême à ces faits comme indiquant une relation étroite entre le cervelet et les organes générateurs ; mais en observant de plus près, je vis que l'irritation de la moelle allongée et du cerveau produisait des mouvements analogues dans les testicules et le pénis. Je vis encore que l'irritation — mécanique ou électrique — du cervelet déterminait des mouvements des intestins, des muscles abdominaux et des muscles du dos et de la hanche. Mes expériences furent faites sur trois chats qui venaient d'être sacrifiés. Je suis donc porté à accorder moins d'importance aux observations de Budge que ne le fait Romberg [1], qui les relate en les approuvant d'une façon évidente. Elles sont néanmoins intéressantes en ce qu'elles montrent que si le cervelet n'est pas exclusivement en relations avec les organes sexuels, il y a une relation du moins à laquelle participent d'autres parties du corps, et qui existe avec d'autres parties du cerveau [2].

---

[1] *A Manual of the nervous Diseases of Man.* Traduction de la Sydenham Society. Tome II, p. 33.

[2] Mes expériences ont été faites en 1856, et ont été relatées en détail dans ma monographie *The Physiology and Pathology of the Cerebellum*, lue devant la société médicale du comté de New-York, le 4 janvier 1869, et publiée dans le *Journal of Psychological medecine*. Avril 1869, p. 209.

Il est différentes affections de la *moelle épinière* qui entraînent l'impuissance sexuelle. Durant la phase inflammatoire active de ces maladies, le priapisme est souvent intense et prolongé, mais à mesure que le processus morbide avance, l'impuissance s'établit. Ainsi, prenant l'ataxie locomotrice pour exemple, nous voyons que très généralement durant la première période du mal, il y a une exaltation des désirs et de la puissance sexuelle, et que les pertes nocturnes sont fréquentes, mais plus tard, l'impuissance est fréquente, avec ou sans atrophie des testicules et du pénis.

Les *maladies* ou *lésions* des nerfs qui innervent les organes de la génération peuvent mener à l'impuissance en déterminant l'atrophie des parties. On peut citer entre autres la *névralgie* prolongée et intense des testicules ou du cordon, les dégénérescences des nerfs spermatiques, leur compression par des tumeurs ou autres produits. Les expériences d'Obolensky sur les lapins tendent à montrer que si le nerf spermatique est sectionné, le testicule correspondant s'atrophie progressivement, et dans un cas de dégénérescence graisseuse du nerf chez l'homme, il y eut atrophie du testicule correspondant. Dans deux cas de névralgie testiculaire que je traitai par la compression énergique du cordon, il n'y eut pas impuissance permanente, et la compression ne détermina pas l'atrophie du testicule correspondant au côté où fut pratiquée l'opération [1].

Les effets de l'*équitation*, poussée à l'excès, dans

---

[1] *Neuralgia of the Testis*. Lu à la *New-York Neurological Society*, le 4 mai 1860. *Neurological contributions*, n° 3, 1881, p. 25.

la production de l'atrophie testiculaire et de l'impuissance consécutive, sont bien connus de tous ceux qui ont écrit sur la matière, mais ne semblent pas avoir attiré l'attention du monde médical en général. Dans une monographie récente [1], j'ai eu l'occasion de faire des recherches sur ce point, et je vais relater quelques-uns des résultats de mes investigations.

Depuis une période très reculée, il existe l'idée que les habitants mâles du Caucase sont sujets à un mal particulier dont les carastéristiques principales sont la perte des attributs physiologiques et moraux de l'homme, l'impuissance, l'atrophie du pénis et des testicules et enfin un état d'esprit tel que les sujets, se croyant des femmes, revêtent des vêtements feminins et adoptent les manières, coutumes et occupations de l'autre sexe.

La première mention de cette circonstance se trouve dans Hérodote [2], qui rapporte que quand les Scythes furent sur le point de quitter la Syrie — la Palestine qu'ils avaient envahie — leur arrière-garde pilla le temple de Vénus à Ascalon. La déesse, rendue furieuse par cet acte impie, rendit ceux qui s'en étaient rendus coupables semblables à des femmes, et décida que leur postérité serait châtiée de la même façon. Hérodote accepte ce récit sans discussion aucune.

C'est dans Hippocrate (Ηερί αερων, ὑδάτων, τόπων) que

----

[1] *The disease of the Scythians (morbus faminarum) and other analogous conditions. Americ. Il of Neurol. and Psychiatry.* Août 1882, p. 339.

[2] *Histoire d'Hérodote,* Traduction Rawlinson, t. I, p. 160.

l'on trouve la seconde allusion à ce fait, et pour
montrer quelles étaient les causes auxquelles le
Père de la médecine attribuait cette remarquable
maladie, je rapporterai ses observations tout au
long. « J'ai encore une circonstance à relater, dit-il,
je veux parler du fait que parmi les Scythes, l'on
rencontre nombre d'impuissants qui s'occupent à
des travaux de femmes et ont la voix de celles-ci.
On les appelle *anandres*. Les indigènes disent que
le phénomène est dû à un dieu, et qu'ils vénèrent et
adorent ceux qui sont ainsi affligés, dans la crainte
d'être eux-mêmes atteints de ce mal. Quant à moi,
je regarde cette maladie comme n'ayant pas plus
une origine divine que telle autre, car aucune
maladie ne l'emporte sur les autres à cet égard.
Chacune a une cause naturelle, et nulle ne peut
surgir sans l'intervention de la nature. Je vais
dire quelles sont, selon moi, les causes de ce mal.
L'équitation détermine chez les Scythes des engor-
gements articulaires parce que les membres pendent
toujours sans être soutenus. Chez ceux qui sont
fortement affectés, il y a rétraction de la hanche et
boiterie. Pour se guérir de cette difformité, ils s'ou-
vrent les deux veines qui sont près des oreilles.
Quand le sang cesse de couler, la faiblesse les envahit et ils tombent dans le sommeil. A leur réveil,
les uns sont guéris, les autres non.

« J'imagine que c'est exactement par cette thérapeutique que le fluide séminal est modifié, car il y a
près des oreilles des veines qui déterminent l'impuissance chez ceux chez qui on les sectionne. Je
ne crois toutefois pas qu'ils sectionnent précisément

ces veines. Quand, après l'opération, ils essayent
d'avoir des rapports sexuels et échouent, cela ne
les inquiète pas au début ; mais s'ils échouent encore dans deux ou trois nouvelles tentatives, ils
s'imaginent qu'ils sont punis par quelque dieu qu'ils
ont offensé. Ils prennent alors le vêtement des
femmes, déclarent avoir perdu leur virilité, ne
fréquentent plus que les femmes, et en adoptent les
occupations. Ce mal attaque les classes riches et
non les pauvres. Les nobles et les puissants en sont
les principales victimes parce qu'ils montent beaucoup à cheval, ce que ne font point les pauvres.....
Le mal se rencontre encore chez d'autres peuples,
car là où l'équitation représente le principal et habituel exercice, beaucoup doivent avoir du gonflement des jointures, de la sciatique, de la goutte, et
devenir impropres aux rapports sexuels. Ces infir-
mités sont très répandues chez les Scythes, qui sont
les plus impuissants des hommes en raison de la
cause indiquée, et du fait qu'ils portent constamment
des culottes et passent la plus grande partie de leur
temps à cheval. Ainsi, ils ne touchent jamais leurs
organes génitaux avec les mains, et calmés par le
froid, et retenus par la fatigue qui suit les plaisirs
sexuels, ils n'essayent point d'avoir des rapports
sexuels jusqu'au moment où ils ont, en réalité,
perdu leur virilité. »

On voit donc qu'Hippocrate attribue le mal dont il
s'agit, indirectement à l'équitation poussée à l'excès
et directement à la section des veines près des
oreilles qu'il suppose être en rapports intimes avec
les organes générateurs.

Sprengel[1] parle des prétendus sages parmi les Scythes qui, rendus irritables par la continence à laquelle ils s'étaient condamnés, tombaient en de violentes convulsions toutes les fois que cela leur plaisait, ou quand l'exigeait la superstition de leurs concitoyens. Les mots inintelligibles qu'ils prononçaient tandis qu'ils étaient en cet état les faisaient considérer comme des prophètes. Les Grecs les appelaient *enares*, *anandreis*, soit parce que leurs préjugés les obligeaient à éviter les rapports avec les femmes, soit parce que leur sensibilité excessive chargeait véritablement leur constitution et les rendait inaptes à l'acte générateur. Il cite Reinegg[2] qui, dans sa description du Caucase, s'exprime ainsi qu'il suit :

« La plus remarquable de tous les tribus nomades du Kuban est celle des Nogays ou Mongutays. Ceux qui en font partie se distinguent par le caractère mongolique qui se trouve dans tout leur organisme. Les hommes sont obèses, gros et bouffis ; les pommettes très saillantes, les yeux enfoncés, la barbe clairsemée. Quand ils sont amaigris par la maladie, ou quand ils sont avancés en âge, la peau de tout leur corps se ride, la barbe disparaît en entier, et ils ressemblent alors beaucoup aux femmes. Ils deviennent incapables d'accomplir l'acte générateur, et leurs sentiments comme leurs actes cessent

---

[1] *Histoire de la médecine.* Traduction A.-J.-L. Jourdan. Paris, 1815, t. I, p. 207.
[2] *Beschreibung der Kaukasus.* Saint-Pétersbourg, 1796, 1re partie, p. 269.

d'être ceux du sexe auxquel ils appartiennent.
Obligés de fuir la société des hommes, ils recher-
chent celle des femmes dont ils adoptent le costume. »

Jules Klaproth [1], le fils de l'éminent chimiste, a
noté les mêmes faits chez les Nogays du Caucase,
et reconnaît l'exactitude de la description donnée
par Hippocrate et que j'ai déjà rapportée.

Chotomski [2] affirme qu'à ce jour il est beaucoup
de Tartares du Caucase qui sont atteints d'impuissance par suite d'abus d'équitation.

Il semble donc qu'il y a de bonnes raisons pour
croire que les Scythes mâles d'autrefois et leur descendants, les habitants du Caucase actuel, sont particulièrement sujets à l'impuissance sexuelle, et que
cet état s'accompagne de modifications physiques et
morales, telles que les individus atteints ressemblent à des femmes, et acquièrent les caractéristiques mentales et les instincts du sexe féminin.

Il n'est guère douteux que les Scythes mâles
étaient, et, que leurs descendants tartares actuels
sont fort adonnés à l'onanisme, et qu'ils sont encore
sujets à des pertes séminales qui ne sont pas directement le résultat d'actes volontaires. Et ceci, malgré la circonstance rapportée par Hippocrate, le fait
qu'ils ne peuvent porter la main à leurs organes
génitaux parce qu'ils portent toujours des culottes.

---

[1] *Reise in der Caucasus und nach Georgien.* Berlin, 1812, 1re partie, p. 285.
[2] Cité par Daremberg dans sa traduction d'Hippocrate. Paris,
1843, p. 497.

Sprengel [1] déclare que, par suite de l'excitation locale due à l'équitation constante, ils sont non seulement sujets à des pertes résultant de la friction,
mais portés à pratiquer l'onanisme à un degré dé-
sordonné. Cette habitude est sans doute aggravée par
le fait que leur vie nomade les prive à un degré
considérable des facilités habituelles pour pratiquer
l'acte sexuel, les femmes ne les accompagnant pas
dans leurs expéditions et campagnes.

Une explication du même genre est donnée par
Lallemand, qui relate différents cas d'impuissance
due à des pertes séminales [2] engendrées par l'équitation poussée à l'excès. D'après lui, les frottements
et les chocs que subit le périnée au contact de la
selle provoquent l'irritation des conduits efférents,
et le processus morbide gagne l'épididyme et les
testicules qui sont par là maintenus dans un état
presque constant d'éréthisme. Il se produit des
pertes spontanées, et cet état conduit à l'onanisme
fréquemment répété. L'impuissance en est le résultat ultime.

Une autre explication de l'abolition de la virilité
à la suite de l'abus de l'équitation est celle que
donne Daremberg [3]. Cet auteur l'attribue à la pression excercée sur les vaisseaux spermatiques, pression qui entrave le processus nutritif normal, et
entraîne la perte des désirs et de la puissance. Il ne
semble pas avoir remarqué l'éréthisme des organes
sexuels produit par l'abus de l'équitation.

---

[1] *Apologie des Hippocrates*. Leipzig, 1792, part. II, p. 610.
[2] *Des pertes séminales*. Paris, 1836. Part. I, p. 581.
[3] *Hippocrate* (traduction) I. Paris, 1843. Note 58, p. 497.

Aux rubriques *Eviration* et *maladie des Scythes*, Nysten [1] parle de l'impuissance due à l'équitation excessive. Cette dernière produit, dit-il, une perte complète des désirs sexuels, et l'inaptitude à l'érection chez des hommes qui, à d'autres points de vue, sont sains et vigoureux. Parmi ceux qui sont sujets à devenir victimes du mal, il cite les forestiers et les médecins de campagne qui passent beaucoup de temps à cheval. La compression habituelle des vésicules séminales et de la prostate lui semble troubler le processus de la sécrétion séminale.

Le but de la monographie dont il a été parlé plus haut était d'attirer l'attention sur le fait que, il y a trente ans environ, alors qu'au Nouveau Mexique je servais en qualité de médecin militaire, j'appris que les Indiens de Pueblo ont la coutume de choisir un mâle entre ceux qui vivent dans un village et de le rendre impuissant, le réservant en même temps pour des actes de pédérastie. Cet individu est nommé *mujerado*, une corruption sans doute du mot espagnol *mujeriego*, qui signifie féminin, ou efféminé. Il n'y a pas de mot tel que *mujerado* en espagnol, mais s'il en existait, il signifierait, d'après la construction du langage : rendre femme, ou fait comme une femme.

J'eus l'occasion d'examiner deux de ces individus. Le premier avait trente-cinq ans environ et était plutôt grand et élancé. Il ne portait pas trace de barbe, mais j'attachai peu d'importance à ce fait, les Indiens n'en présentant que rarement. Sa physionomie était

---

[1] *Dictionnaire de médecine*, 11e édition. Paris, 1858.

enjouée, et son visage dépourvu de rides, plein
et rond, rappelait celui de la plupart des femmes
indiennes de son âge. Il était vêtu exactement
comme une femme. Comme j'exprimais le désir de
l'examiner de plus près, il lui fut enjoint de m'accompagner dans une chambre voisine, ce qu'il fit
aussitôt, le chef se joignant à nous. Sur ma demande,
il se depouilla alors de tous ses vêtements.

La première chose qui attira mon attention fut le
développement extraordinaire des glandes mam-
maires qui avaient les dimensions qu'elles offrent
chez la femme qui allaite. Il me déclara qu'il avait
élevé nombre d'enfants dont la mère était morte, et
qu'il leur avait donné beaucoup de lait de sa poitrine.

J'exprimai mes doutes à l'égard de la véracité de
cette assertion, mais il affirma avec véhémence qu'il
disait la vérité. Le chef ne voulut ni affirmer ni
nier, et à mes questions il répondait à la vraie mode
mexicaine : *Quisas, quien sabe?* (Peut-être, qui
sait?)

L'abdomen était proéminent, et les membres
étaient arrondis et tendres au toucher.

Naturellement, les parties les plus importantes à
étudier étaient les organes génitaux. Pas de poils
sur le pubis; le pénis était réduit, mais normal, le
prépuce se retirait aisément et le gland présentait
une apparence saine, bien qu'il ne fût guère plus
volumineux qu'un dé à coudre et en eût beaucoup
la forme.

Tout l'organe, à l'état flasque, avait environ trente
sept millimètres de longueur. Le scrotum était long

et pendant il renfermait les restes des testicules qui avaient presque entièrement disparu. Chacun d'eux avait les dimensions d'un petit haricot, autant que j'en pus juger.

En les comprimant, on provoquait une légère douleur; je supposai que la partie glandulaire s'était presque entièrement atrophiée, et qu'il ne restait guère que du tissu conjonctif. Les cordons spermatiques pouvaient être nettement sentis jusqu'aux anneaux abdominaux externes. Il y avait un léger varicocèle.

A tous les autres égards, les organes étaient normaux, et ne présentaient aucune difformité. J'en fus surpris, car je m'attendais à trouver quelque hermaphrodisme, ou au moins du cryptorchidisme.

Il m'apprit qu'il était un *mujerado* depuis sept ans, et qu'auparavant il avait possédé complètement tous les attributs sexuels de l'homme. D'abord ses testicules avaient commencé à s'amoindrir, et à mesure qu'ils disparaissaient, il avait perdu tout désir sexuel, tout plaisir à fréquenter les hommes et à en suivre les occupations, et avait recherché la société des femmes. Au début, son pénis n'avait point perdu de ses dimensions, mais, comme l'aptitude à l'érection, graduellement, l'organe s'était atrophié. Avant de devenir *mujerado* il avait, comme il me l'apprit avec son orgueil évident, possédé un grand pénis, et ses testicules étaient *grandes como huevos*, grands comme des œufs, fait que le vieux chef confirma aussitôt sans hésitation.

Sa voix était aiguë, maigre et cassée, surtout quand il s'excitait, ce qui lui arrivait souvent, et il s'abandonnait à plus de gesticulations que je n'en ai jamais vu chez un Indien.

Dans le pueblo d'Acoma, à vingt milles environ de Laguna, je m'assurai qu'il existait un autre *mujerado*. Accompagné du vieux chef de Laguna, je fis une visite à ce village dans l'automne de 1851, et j'eus l'occasion d'examiner à fond l'individu en question.

Il n'y avait pas de développement particulier des mamelles ; le pubis était imberbe ; le pénis fort réduit, n'ayant guere plus de 25 millimètres à l'état flasque et présentant à peu près la circonférence du petit doigt,

Les testicules ne consistaient, semble-t-il, qu'en tissu conjonctif, car aucune douleur ne se produisit quand on pressa fortement les deux masses aplaties, molles, ayant à peu près les dimensions d'un haricot rouge, qui gisaient au fond du scrotum. Aucune difformité génitale quelconque.

Les membres et le corps étaient pleins et arrondis, et il n'y avait pas trace de poils, sauf au cuir chevelu. La voix était aiguë et faible. Comme il se tenait debout, nu, devant moi, il avait plus l'apparence d'une femme que d'un homme. Quand il revêtait son vêtement féminin, il était impossible de découvrir un signe qui le distinguât des femmes au milieu desquelles il vivait. Il avait environ trente-six ou trente-sept ans, et était *mujerado* depuis dix ans environ.

Ce furent les seuls *mujerados* que je vis au Nouveau Mexique, bien qu'il me fût affirmé que tout pueblo en avait un ou même plus. Leur raison d'être

est évidemment dans la tradition qui existe encore
très vivace chez les Indiens Pueblos du Nouveau
Mexique. Si je m'attarde sur la question, c'est que
je désire jeter autant de lumière que possible sur
une coutume et sur des résultats aussi importants
au point de vue de la neurologie qu'à celui de l'an-
thropologie, et qui disparaîtront sans doute avant
peu devant la civilisation, si ce n'est déjà fait.

J'eus de grandes difficultés à élucider la cause de
l'atrophie des organes génitaux et des changements
considérables qui se produisent dans d'autres parties
de l'organisme, mais je finis par réussir à obtenir
quelques renseignements qui étaient certainement
corrects, car ils furent puisés à diverses sources au-
thentiques, et je m'adressai aux sujets eux-mêmes;
j'obtins toujours les mêmes informations.

Un *mujerado* est un personnage essentiel dans
les saturnales ou orgies auxquelles ces Indiens,
comme les anciens Grecs et Égyptiens, et d'autres
encore, s'adonnent. Il est le principal agent passif
dans les cérémonies pédérastiques qui jouent un
rôle si important dans ces réunions. Celles-ci se
tiennent au printemps de chaque année et dans un
secret profond à l'égard de la population non-in-
dienne. Pour faire un *mujerado*, on choisit l'un des
hommes les plus virils, et l'on pratique sur lui,
plusieurs fois par jour, l'acte onanistique. En même
temps, on le contraint à monter presque constamment à cheval. Les organes génitaux sont, de la
sorte, amenés au début à un état d'eréthisme extrême, si bien que le mouvement du cheval suffit à
déterminer une éjaculation, tandis qu'en même

temps, la pression du corps sur le dos du cheval —
on ne se sert pas de selle — trouble la nutrition de
ces organes. Il finit par arriver que, bien que l'orgasme puisse être encore provoqué, il ne peut plus
y avoir d'éjaculations, même avec l'excitation la
plus intense. Enfin, l'orgasme ne peut plus se produire. Les testicules et le pénis commencent, entre
temps, à se réduire, et avec le temps, atteignent la
plus complète dégradation. Les érections cessent
alors d'avoir lieu.

Mais les modifications les plus profondes s'effec-
tuent en même temps peu à peu dans les instincts
et les tendances du patient. Il perd son goût pour
les exercices et occupations qu'il cultivait auparavant; son courage disparaît et il devient à tel
point timide que si c'est un homme occupant une
place importante dans les conseils du pueblo, on le
décharge aussitôt de tout pouvoir et de toute res-
ponsabilité, et son influence cesse. S'il est marié, sa
femme et ses enfants échappent à son contrôle. Est-
ce par sa volonté, par la leur, ou par les ordres du
conseil, je n'ai pu me renseigner sur ce point.
Femme et enfants lui deviennent aussi étrangers
que les autres femmes et enfants du pueblo.

Nulle honte ne s'attache à la condition du *mujerado*. Il est protégé et entretenu par le pueblo; on
le tient, en quelque sorte, en honneur, et il ne travaille que s'il le veut bien. Les hommes toutefois ne
le fréquentent guère, mais ceci est plutôt dû à ses
désirs et tendances qu'à leur désir de l'éviter.

En fait, il semble s'efforcer de ressembler le plus
possible au sexe féminin et de se débarrasser, autant

que faire se peut, de tous les attributs physiques et moraux et la virilité. Néanmoins, sa condition lui a, je crois, été imposée par la force de la tradition, par l'habitude et par l'opinion publique, et, reconnaissant l'impossibilité d'y échapper, il l'accepte probablement à contre-cœur au début, mais avec satisfaction par la suite.

Je n'ai pu découvrir, avec certitude, si les *mujerados* servent à la communauté dans un but de pédérastie en dehors des époques d'orgies annuelles, mais je suis tenté de croire que les chefs ou certains d'entre eux ont le droit d'en user et qu'ils ne négligent point ce privilège. Ils ne m'ont rien dit à ce sujet et ont fait mine d'être dans la plus profonde ignorance quand je les ai questionnés sur ce point. Toutefois, le vieux chef qui m'accompagnait, bien que n'étant pas disposé à en dire bien long, n'a pas gardé sur la matière une réserve entière et a reconnu par des signes non équivoques, et avec une parfaite tranquillité d'esprit, qu'il avait, dans son jeune temps, usé du *mujerado* du Pueblo de la façon que j'ai dite.

La différence entre les *mujerados* et les *enares* des Scythes, dans la nomenclature d'Hérodote, consiste principalement dans le fait que la privation de la virilité est intentionnellement amenée dans un but spécial chez les Pueblos, alors que chez les Scythes, elle résulte accidentellement des coutumes et d'autres facteurs existant chez les Scythes. En somme, je suis persuadé que dans les deux cas, les causes sont similaires.

Les Indiens Pueblos semblent reconnaître l'in-

fluence de l'équitation comme un adjuvant efficace.
Il est certainement vrai, d'après mon expérience,
que les Indiens nomades d'Amérique, les homo-
logues des Scythes dans le continent occidental, et
surtout les Apaches et Navajos, possèdent des organes générateurs petits, et que leurs désirs et leur
virilité sont médiocres. Dès l'enfance même, ils se
servent du cheval, même pour franchir les plus
petites distances. Ils ne marchent guère que pour
aller au pieu où leur cheval est attaché, et celui-ci
est généralement à portée du bras : je les ai vus
monter à cheval pour faire vingt-cinq pieds de distance et aller chercher leur selle : une des conséquences de cette pratique est l'arrêt de développement des muscles des extrémités inférieures ; les
cuisses sont émaciées, et les mollets sont plats
comme la main. Il leur est impossible de fournir de
longues marches.

Bien que je ne possède point de statistiques ni de
renseignements bien précis sur la matière, je suis
sûr que l'impuissance est très fréquente chez eux.
Souvent, quand ils eurent appris que j'étais un
« homme à médecine », j'ai vu venir des hommes
jeunes et d'apparence vigoureuse et saine qui me
demandèrent de leur donner une « forte médecine »
qui pût leur rendre leur virilité, et je sais que la
majeure partie des *pow-wow* de leurs « hommes à
médecine » est entreprise dans le même but. Une
femme qui aurait plus de deux ou trois enfants
serait une curiosité chez les Apaches ou les Navajos.

J'ai déjà dit quelle était l'idée qui a probablement

présidé à la création des *mujerados*. Il n'est pas du tout improbable que les victimes du *mal des Scythes* aient, au début, servi au même but.

Bouhier [1] affirme qu'elles jouent le rôle d'agents passifs dans la pédérastie, et qu'elles correspondent par conséquent, aux *pathici* des anciens, et j'ajouterai, aux *mujerados* des Indiens pueblos. Rosenbaum [2] est du même avis, et il considère le mal comme étant dû aux pratiques en question qui sont à la fois cause et effet. On trouvera d'intéressantes et importantes données sur les modifications mentales et physiques qui se produisent dans l'organisme par le fait de ce vice, dans les écrits de Tardieu [3], Legrand du Saulle [4], Moreau de Tours [5], Godard [6] et d'autres encore qui se sont occupés des aberrations sexuelles, et la question, dans ses rapports avec l'impuissance, a été discutée encore dans les chapitres précédents du présent ouvrage.

Certaines médecines ont la propriété de diminuer ou d'abolir la puissance sexuelle de l'individu auquel elles sont administrées. Parmi celles-ci et d'après certains auteurs, l'une des plus efficaces à cet égard est l'iode avec ses composés.

L'iode se donne souvent sous forme d'iodure de potassium, et souvent il y a lieu de l'administrer

---

[1] *Recherches et dissertations sur Hérodote*. Dijon, 1746, p. 240.
[2] *Geschichte der Lusteuche*. Halle, 183, p. 1417 du tome I.
[3] *Étude médico-légale sur les attentats aux mœurs*, 7e édition. Paris, 1878.
[4] *Traité de médecine légale*. Paris, 1874.
[5] *Des aberrations du sens génésique*, 2e édition. Paris, 1880.
[6] *Égypte et Palestine*. Paris, 1867.

longtemps et à de très hautes doses. Mais il n'est pas rare que ce composé soit donné à l'état pur, sous forme de solution de Lugol, par inhalation de vapeur, ou par absorption cutanée.

Roubaud [1] dit que, ayant traité la tuberculose par les vapeurs d'iode, il a, dans quatre cas, vu se produire l'impuissance, avec atrophie plus ou moins considérable des testicules survenant durant le traitement ou immédiatement après. Dans un de ces cas, bien que les érections fussent devenues impossibles, le désir vénérien persistait, et les testicules conservaient presque leur dimension normale; dans les trois autres où l'atrophie testiculaire était très marquée, il n'y avait ni désirs ni puissance, et les patients ne venaient consulter que pour pouvoir s'acquitter de leurs devoirs conjugaux ou avoir des enfants.

L'iodure de potassium n'est point aussi actif que l'iode dans la production de l'impuissance et de l'atrophie testiculaire; néanmoins, son action n'est point douteuse. Roland [2] cite des cas où son influence se manifesta très nettement.

Dans une discussion qui se tint devant l'Académie de médecine de Paris, Rilliet affirma que l'effet de l'acide et de ses composés, pris d'une façon prolongée, est de déterminer l'atrophie des seins chez la femme, et des testicules chez l'homme. Mais ceci fut nié par Ricord, Piorry, Velpeau et d'autres encore. Je doute qu'il se trouve beaucoup de méde-

[1] *Traité de l'impuissance.* Paris, 1876, p. 244.
[2] *Bulletin de l'Académie impériale de médecine*, t. 25, 125; 1860, p. 382 seq.

cins qui aient administré l'iodure de potassium à des doses plus fortes et durant des périodes plus longues que celles que j'ai prescrites ; et pourtant je ne lui ai jamais vu produire l'un ou l'autre des accidents susdits. Cependant j'ai souvent remarqué une diminution des désirs sexuels aussi bien que de la puissance durant l'administration du médicament, mais ces effets disparaissent peu de temps après cessation de l'emploi de celui-ci.

Le *nitrate de potasse*, bien que ne produisant pas, à ma connaissance, l'atrophie des organes génitaux, est certainement un anaphrodisiaque puissant qui, lorsqu'il est administré pendant quelque temps à des personnes en état sexuel normal, peut abolir la puissance et les désirs sexuels. L'ayant employé, il y a plusieurs années, dans un cas de satyriasis, sur la recommandation de Grimaud de Caux et de Martin Saint-Ange, j'ai été peu surpris de voir survenir, sous son influence, l'impuissance sexuelle chez deux patients que j'avais traités pendant six mois de suite avec ce médicament, contre l'épilepsie. Le cas relaté par les auteurs nommés plus haut est instructif et mérite d'être rapporté.

« Un musicien de tournure athlétique, de teint fleuri et de tempérament émotionnel, était travaillé de désirs amoureux tels que la fréquente répétition de l'acte sexuel au cours de quelques heures ne suffisait point à calmer ses ardeurs. Devenu odieux à lui-même, il craignait le châtiment que la colère divine inflige à ceux qui s'adonnent à une vie de volupté, et vint me demander secours. Je le saignai, je lui prescrivis une médication rafraîchissante et

calmante, j'imposai un régime léger ; mais de tout
ceci, il ne retira aucun profit. Je l'engageai alors à
prendre femme, et il épousa la forte et robuste fille
d'un villageois. Au début, les choses parurent mieux
aller, mais bientôt sa femme souffrit si grandement
du fait de ces caresses réitérées qu'il en revint à
ses habitudes d'autrefois. Il revint me demander
conseil, et je recommandai la prière et le jeûne.
Rien n'y fit ; il voulut alors la castration. Je ne
voulais point pratiquer cette opération, mais il la
souhaitait ardemment, et s'efforçait, par des cadeaux, à obtenir le consentement et l'approbation de
ceux qui étaient contraires à son désir. Il me promit un cheval dont l'amble était superbe, et dont la
valeur n'était point à dédaigner, si je voulais accé-
der à son désir.

« Je déclare que mes domestiques — ignorants de
la nature de sa demande et de ses exploits de sa-
tyre — m'ont souvent fait rougir en me priant de
faire ce que demandait le jeune homme. Ils ne se
doutaient guère qu'il me demandait de lui enlever
les organes qui en faisaient un homme.

« Réfléchissant aux moyens de guérir ce musicien,
je me rappelai que j'avais entendu dire à l'illustre
Prevatius qu'il avait réussi à guérir, avec le nitre,
un patient atteint de coliques néphrétiques dues à la
présence d'un calcul.

« Le patient guérit, mais devint incapable de
jouir des plaisirs de l'amour. Je résolus d'employer
ce remède, et, matin et soir, je donnai à mon malade du nitre dissous dans de l'eau de nymphæa.
L'emploi de ce sel durant huit jours le réduisit à

un tel point d'indifférence qu'il suffisait à peine aux besoins de sa femme [1]. »

Dans les cas personnels auxquels j'ai fait allusion, l'emploi du nitrate de potasse à la dose de un gramme trois fois par jour a produit chez les deux patients une perte graduelle du désir et de la puissance sexuels, perte qui, au bout d'un mois, fut totale. Il s'écoula près d'un an après que j'eusse cessé d'administrer le médicament, pour que l'état normal fût revenu.

Les *alcooliques*, pris à petites doses, excitent peut-être les fonctions génésiques, mais pour peu que des limites très modérées soient excédées, le résultat est une impuissance plus ou moins permanente et profonde, selon le degré des excès.

Généralement, les désirs et la puissance diminuent ou s'évanouissent ensemble, mais parfois les désirs persistent sans que l'acte sexuel puisse être accompli d'une façon pleinement satisfaisante. Ou bien l'érection fait entièrement défaut, et l'intromission devient impossible, ou il y a érection imparfaite et éjaculation prématurée. Le coït, durant l'état d'ivresse, n'est presque jamais accompli normalement, et généralement, après une période d'alcoolisme, le coït physiologique demeure impraticable quelques jours durant. Les orgies alcooliques réitérées et prolongées peuvent souvent conduire à une incapacité absolue et permanente d'exécuter l'acte sexuel. Dans nombre de ces cas, l'appétit vénérien n'est point calmé : au contraire, il peut être nota-

[1] Cité par Grimaux de Caux et Martin Saint-Ange, d'après Baldassar Timœus. *Cas méd.* Lib. III, *Salacitas nitro curata.*

blement accru, et alors le patient, ne pouvant satisfaire ses désirs par les méthodes légitimes, a
recours à l'onanisme qu'il pratique avec une véhémence et une fréquence qui équivalent presque
à de la furie. J'ai vu beaucoup d'ivrognes habituels,
et jamais je n'ai fait l'étude d'un seul cas sans
trouver l'onanisme ou l'impuissance sexuelle.

La plupart des médecins qui s'occupent beaucoup
des maladies du système nerveux ont remarqué
l'influence évidente des *bromures* dans la causation de la perte de la virilité. Dans les cas d'épilepsie, l'un quelconque des bromures est souvent
donné pendant des années sans interruption, et
presque invariablement après quelques mois, les
désirs, la virilité diminuent. Parfois, ces effets sont
permanents, mais le plus souvent quand on cesse
d'administrer le médicament, l'état normal se rétablit, surtout si l'on donne les remèdes qui conviennent. Dans un cas que j'ai observé, il y a eu
atrophie du pénis et des testicules. Quand les choses
en viennent là, la guérison est impossible.

Il est d'autres médicaments et substances employés comme aliments, à qui l'on attribue le pouvoir de diminuer la puissance sexuelle, mais je crois
que leur réputation repose sur des preuves incomplètes. Parmi les premières, toutefois, je citerai le
plomb, l'antimoine, l'arsenic, le sulfure de carbone,
la conine, le camphre, etc. Quelques-uns, tels que le
camphre et la conine, jouissent de la propriété de
modérer l'excitabilité réflexe du système reproducteur; on ne peut dire en aucune façon qu'ils déterminent l'impuissance.

Parmi les substances alimentaires, la laitue, l'oseille, les concombres, le persil, sont représentés par quelques auteurs, comme des anaphrodisiaques, mais je n'ai jamais rien observé dans leur action qui me permette d'accepter cette manière de voir.

Castration.—On aurait pu supposer, avec quelque apparence de raison, que la castration, en privant l'homme des glandes qui sécrètent la semence, le rend invariablement impropre aux rapports sexuels : en fait, cela n'est en aucune façon le résultat invariable de l'opération. Sans doute, la castration a toujours pour conséquence la stérilité, mais c'est tout autre chose : la stérilité n'est que l'inaptitude à procréer. Les femmes de l'ancienne Rome connaissaient bien la puissance sexuelle qui est parfois conservée par les eunuques, et, les sachant stériles, elles savaient pouvoir les employer à satisfaire leurs désirs libidinieux sans courir grands risques d'être découvertes. En fait, la chose est si bien connue en Égypte et d'autres pays qu'il n'est point rare d'amputer l'appareil génital tout entier de façon à rendre les rapports sexuels impossibles.

Causes mentales. — Il est certaines causes mentales d'impuissance qui ont une influence très considérable tant qu'elles subsistent, mais qui ne sont généralement pas difficiles à traiter, comme elles ne s'accompagnent d'aucun trouble physique. J'en vais citer quelque exemples.

Désir excessif. — Cette cause n'est point rare chez le nouveau marié qui se trouve absolument incapable d'avoir une érection, malgré la puissance

de ses désirs. Entre ses tentatives, les érections sont
vigoureuses, mais du moment où il essaye de pousser
les choses plus loin, le pénis devient flasque et l'intromission est impossible. Souvent un sentiment
d'anxiété ou de doute s'élève dans l'esprit au sujet
de l'issue finale, et ceci ajoute beaucoup à la probabilité de l'insuccès. John Hunter [1], parlant de cette
influence, cite le cas suivant :

« Un patient me déclara avoir perdu sa virilité.
Après une heure d'étude du cas, je réussis à obtenir
les données que voici. Le patient avait, en dehors
des moments où elles étaient nécessaires, des érections vigoureuses, qui montraient bien que cette
aptitude n'était point abolie; les érections s'accompagnaient de désirs ; il y avait donc tout ce qui était
nécessaire, et pourtant il y avait une lacune quelque
part; je supposai qu'elle était dans son esprit. Je lui
demandai si toutes les femmes lui produisaient le
même effet. Il répondit que non, et qu'avec certaines d'entre elles il pouvait avoir des rapports
sexuels aussi bien qu'auparavant. Ceci restreignait
donc le champ, et il me fut montré que l'impuissance n'existait qu'à l'égard d'une seule femme, que
cette impuissance venait du désir d'avoir des rapports avec cette femme, et que ce désir engendrait
dans l'esprit du patient un doute ou une crainte à
l'égard du succès, doute et crainte qui étaient la cause
de l'inaptitude à accomplir l'acte. Comme il n'y avait
ici comme cause qu'un état mental produit par une
circonstance particulière, c'était l'esprit qu'il fallait

---

[1] *A Treatise of the venereal Diseases.* Philadelphie, 1859, p. 261

guérir, et je dis au patient qu'il pouvait complètement guérir s'il pouvait compter sur sa propre puissance de renoncement. Quand je lui eus expliqué ce
que j'entendais, il me déclara pouvoir compter sur
tout acte de sa volonté ou de sa résolution. Je lui
dis alors que s'il était sûr de lui-même, il lui fallait aller partager le lit de cette femme, mais se pro-
mettre à lui-même au préalable qu'il n'aurait point
de rapports avec elle pendant six nuits, quels que
pussent être ses désirs et sa puissance. Il s'y engagea
et promit de me tenir au courant. Au bout d'une
quinzaine, il me dit que sa résolution avait si bien
changé son état mental que la puissance était bientôt revenue, car au lieu de gagner le lit avec la
crainte de ne pouvoir réussir, il y entrait avec la
crainte de désirs ou de puissance excessifs qui
lui fussent désagréables. Tous deux ne tardèrent
point à paraître, et il eût été heureux d'abroger le
délai, car une fois le charme rompu, son esprit et
sa puissance marchèrent de concert, et son trouble
mental ne reparut jamais. »

La méthode consistant à implanter dans l'esprit
un ordre d'idées ou d'émotions différent de celui
qui envahit celui-ci réussira généralement dans
les cas du genre du précédent. Dans le cas d'un
nouveau marié, l'antique prescription de pilules de
mie de pain suffira à rétablir la puissance supposée
perdue, aussi bien que toute autre en laquelle le
patient aura confiance, ou encore le simple conseil
d'attendre patiemment; l'assurance que le trouble
est passager, et l'explication de la cause seront
d'une égale efficacité chez une personne raisonnable.

Dans la plupart des cas, la guérison survient en quelques jours au plus.

La peur, quelle qu'en soit la cause, est un agent très puissant dans la causation de l'impuissance temporaire, et elle détermine parfois une impuissance plus ou moins permanente. L'homme qui a des relations illicites et qui craint sans cesse d'être découvert, échoue au moment essentiel, par l'impossibilité où il se trouve de soutenir un érection ; en fait, toute émotion vive produira presque invariablement le même résultat. Un de mes clients, volontaire dans le corps des pompiers, me dit avoir été pendant plusieurs années impuissant pendant la nuit, parce qu'il ne se mettait jamais au lit sans s'attendre à être appelé pour aller au feu, et son anxiété l'empêchait d'avoir des rapports sexuels, bien que ses désirs fussent forts.

Même de nos jours, on voit parfois la *superstition* suffire à produire l'impuissance. Autrefois, cette influence était plus généralement reconnue, et l'on supposait que les sorciers avaient le pouvoir de jeter un sort sur un homme et de le priver ainsi de son aptitude sexuelle. En France ces individus étaient appelés noueurs d'aiguillettes. Tout ce qui était nécessaire était que la personne à qui ils prétendaient jeter un sort y crût fermement, et l'impuissance devenait un fait réel. Les cas de ce genre étaient très fréquents, si bien qu'après un certain temps, tout homme qui s'apercevait d'une diminution de virilité l'attribuait à quelque vieillard ou a quelque vieille femme qui avait une réputation de sorcellerie. Mainte pauvre créature fut de la sorte brûlée, ou punie durement de quelque autre façon pour un crime imaginaire.

Les personnes cultivées savent à peine jusqu'à quel point les notions de ce genre persistent à ce jour. Mais les médecins rencontrent souvent des cas d'impuissance purement imaginaires que la victime croit absolument avoir été produits par un ennemi, grâce à un regard ou à une incantation quelconque, ou pour lui avoir fait manger quelque substance ayant reçu le pouvoir de le priver de ses fonctions sexuelles. Le résultat en est que, mû par sa croyance, il échoue dans ses tentatives et cesse alors tous efforts de ce genre.

Il y a peu de temps encore, un homme m'est venu consulter pour une impuissance qu'il supposait lui avoir été infligée par sa femme afin qu'il demeurât continent durant une visite qu'il allait faire à New-York. Elle lui avait, me dit-il, jeté un coup d'œil particulier tandis qu'il quittait sa demeure. Il avait senti un frisson particulier descendre dans sa moelle, jusqu'à ses testicules, et depuis lors, l'érection avait été impossible.

Dans une autre circonstance je reçus la visite d'un homme de Long Island qui vint me voir, porteur d'une boucle de cheveux de femme qui, croyait-il, lui avait jeté un sort et l'avait rendu impuissant. Cette femme, m'expliqua-t-il, avait voulu se faire épouser par lui ; mais ses affections étaient ailleurs et il avait épousé une autre femme, sur quoi la première, par vengeance, l'avait privé de sa puissance sexuelle. Cet événement s'était passé la huitième nuit après le mariage. Jusqu'à ce

moment, il avait joui de ses droits à son entière
satisfaction, mais la huitième nuit la femme désap-
pointée, cachant sa jalousie, l'avait invité avec sa
femme à prendre le thé chez elle, et, de retour à la
maison, il s'était trouvé dans l'état qu'il disait. Il
s'était laissé dire que je pouvais le guérir en opé-
rant sur une boucle des cheveux de la sorcière, et à
grand'peine il avait réussi à se procurer cet objet
nécessaire à sa guérison et me l'apportait.

Dans les cas de ce genre, à moins qu'on ne
puisse amener le patient à considérer les choses avec
un peu de sens commun, il peut très bien s'établir
un état d'hypochondrie dans lequel toute l'attention
se concentre sur les organes générateurs. Le patient
les examine plusieurs fois par jour, il y applique
sans cesse des lotions, et court d'un médecin à un
autre, avec des histoires sur son impuissance, sur
la réduction de son pénis, sur la disparition graduelle de ses testicules, etc., etc. Convaincu qu'il
ne pourrait avoir de relations sexuelles, il s'abstient de toute tentative et continue à se lamenter
sur sa triste situation. Dans un cas de ce genre que
j'ai pu observer, le patient, sans doute par quelque
faiblesse légère des organes, due à des excès antérieurs, en vint à croire, peu après son mariage,
que sa puissance sexuelle avait disparu, et que le
résultat était dû à l'atrophie des testicules. En fait,
il n'y avait aucune modification dans la consistance
ou l'apparence de ces organes, mais il ne pouvait
se convaincre qu'il en fût ainsi. Dans l'idée que le
phosphore est un tonique du système générateur
et améliorerait la nutrition des testicules, il ne fai-

sait qu'oindre le scrotum avec un onguent contenant du phosphore, et ne buvait que de l'eau mé-
langée d'acide phosphorique. Dans ce cas, la conviction du patient était telle qu'il était impossible
à une érection de se produire, même dans les circonstances les plus excitantes. En fait, il déclarait
que toute tentative dans cette direction était une
moquerie à l'adresse de la Providence, et consti-
tuait un péché essentiellement grave. Dans mon
récent livre sur la folie [1], j'ai parlé avec détails de
la manie hypochondriaque, et j'ai cité plusieurs
exemples montrant jusqu'où peuvent aller les patients dans leurs croyances inouïes à l'égard de
l'état de leurs organes génitaux. Je montrais
l'exemple qui suit (*op. cit.*, p. 480) :

« Un de mes patients, après de nombreux excès
sexuels, fut pris de l'idée que son pénis et ses testicules
diminuaient de volume. Il passait la plus grande
partie de la journée, à les mesurer et à noter ses
mensurations dans un livre qu'il consacrait à cette
étude. Il finit par arriver à la conclusion qu'ils
avaient disparu en totalité, et bien qu'il ne se mît
point à courir partout en déplorant son état, il exa-
minait la région aussi souvent que l'occasion s'en
présentait, et notait les résultats de ses examens.
Comme exemple intéressant du train des pensées
chez un maniaque hypochondriaque, je transcris
ici une partie de ses notes d'une journée.

« 4 novembre, 9 h. matin. L'événement que j'ai
redouté est enfin survenu : ils ont disparu ! absolu-

[1] *A Treatise on Insanity and its medical Relations*. New-York,
1883.

ment disparu ! Je suis perdu. Oh ! mon Dieu, comme je suis puni de mes péchés !

« 9 h. 30. L'eau froide ne fait rien ; l'eau chaude ne vaut pas mieux. J'essayerai du véscicatoire.

« 9 h. 45. Pas même une trace du pénis ou des testicules, pas une trace. Je vais voir un médecin. — Non, je ne puis étaler mon infortune. Mis un vésicatoire.

« 10 heures. Enlevé le vésicatoire pour voir s'ils ont réellement disparu. Hélas ! ce n'est que trop vrai. Le vésicatoire ne peut servir de rien, et je l'enlève.

« 10 h. 15. Réfléchi que s'ils sont réellement partis, il devrait au moins rester quelque chose qui montre où ils furent. Signes abondants. Une vaste cavité au bas du ventre. Verrai un chirurgien ; mais, au nom du ciel, de quel secours pourra-t-il m'être ? Est-il un médecin qui puisse restituer des organes quand ils ont entièrement disparu comme les miens ? Ce serait une dérision, une dérision abominable. Dieu sait que j'ai assez péché !

« 10 h. 25. La chose n'est pas douteuse, ils sont partis ; je suis perdu. Je ne suis plus un homme. Je suis un eunuque, un homme désexué, un objet sans but sur la terre.

« 11 heures. Je pourrais chanter dans le chœur s'ils sont réellement partis. Mais, ô Dieu ! pour moi, un homme, un homme fort, actif, vigoureux, entreprenant, en être réduit à chanter dans un chœur ! C'est horrible. Mais à quoi d'autre serai-je bon ? Mon esprit s'affaiblira certainement : je deviendrai gras et mou. Je serai une huître, une grosse, dégoûtante huître.

« 11 h. 10. Je viens d'uriner, et ai fait la plus singulière expérience. L'urine s'est écoulée de l'endroit où se trouvait, mais où, hélas! ne se trouve plus le pénis ! »

Ceci suffira : il y en a des centaines de pages de ce genre. Le patient finit par venir à moi et m'apporta son journal pour mon édification; avec une confiance absolue dans la correction de sa perception et de son jugement, il essaya de me prouver que son pénis et ses testicules avaient entièrement disparu. Ni les uns ni les autres ne se trouvaient, à mon avis, le moins du monde modifiés, mais aucun argument, aucune preuve ne suffit à lui faire changer d'idée. Il gémit, il pleura sur ses infortunes, marcha de long en large, se maudissant pour ses péchés, et maudissant la médecine pour son incapacité à le guérir.

Les cas de ce genre sont très difficiles à guérir, les idées erronées s'ancrant toujours plus, et souvent gagnant dans d'autres directions. Ils constituent souvent l'une des formes les plus rebelles de la folie que nous rencontrions.

Il est toutefois une autre forme d'hypochondrie qui repose sur des troubles réels et imaginaires des organes sexuels et dans laquelle le pronostic est plus favorable.

Dans les cas de ce genre, il y a des remords au sujet des excès sexuels de jeunesse, et ces cas sont caractérisés par l'ignorance énorme qui est manifestée à l'égard de l'anatomie et de la physiologie du système reproducteur.

L'extrait suivant d'une lettre récemment reçue d'un jeune *clergyman* montre nettement la plupart des caractères de cette forme d'hypochondrie sexuelle.

« ... Car, Monsieur, je suis un des plus malheureux et des plus affligés d'entre les hommes ; et si jamais quelqu'un eut besoin de vos soins, c'est bien moi.

« Dans ma jeunesse, je me suis rendu coupable de l'affreux péché de l'onanisme, et je sais que, par là, je me suis perdu dans ce monde comme dans le suivant. Tous mes symptômes reconnaissent clairement cette cause... Je serai aussi bref que possible.

« 1º Il m'est impossible de fréquenter la société des femmes même les plus pures — et je n'en connais point d'autres — sans que ma semence s'échappe. Je n'ai pas d'érections, mais elle s'échappe malgré moi, et je me sens ensuite faible et déprimé moralement et physiquement pendant des heures entières.

« 2º Quand je vais à la selle, et surtout quand je suis constipé et suis obligé de faire des efforts, la semence s'échappe encore sans érection.

« 3º J'ai des pertes nocturnes répétées et elles s'accompagnent des rêves lascifs les plus dégradants. Quand je m'éveille, je me sens si misérable que je suis tenté de me suicider plutôt que de supporter mes souffrances et d'être le témoin de ma dégradation.

« 4º Je suis fiancé à une jeune fille charmante, et pourtant, à cause de ma faiblesse sexuelle, j'ai peur du mariage. Je sens qu'en l'épousant, je tuerais son bonheur et le mien, et que je me rendrais coupable d'un acte de la plus affreuse immoralité.

« 5° Je suis sûr que mon état est connu de tous ceux que je rencontre et qui ont connaissance des désordres du genre des miens. Je vois que les médecins m'examinent avec soin comme pour chercher à établir un diagnostic d'après mon apparence, et d'autres me regardent d'un œil perçant comme s'ils soupçonnaient mon état.

« 6° J'ai des douleurs au dos et à la tête ; ma digestion se fait mal ; j'ai des renvois gazeux, et parfois il me revient un liquide mélangé d'aliments de saveur amère après que j'ai mangé ; et mon sommeil est très mauvais.

« 7° Mon pénis a diminué, mes testicules disparaissent ; les uns et les autres sont plus mous qu'ils ne devraient être ; l'un pend beaucoup plus bas que l'autre.

« Vous voyez combien mon cas est désespéré. J'ai lutté virilement, mais sans succès. Je me suis adressé à des médecins, mais ils ne m'ont point soulagé. L'un d'eux voulait brûler l'urèthre au nitrate d'argent mais je ne veux rien faire avant que vous m'ayez répondu. Je consens à supporter n'importe quelle souffrance pour être guéri de mon affliction…

« Quant à ma virilité, j'ose à peine espérer qu'elle reviendra jamais. »

Le médecin verra aisément que toutes les circonstances sur lesquelles ce patient se basait pour se fortifier dans la conviction de son impuissance étaient des phénomènes purement naturels. Sans doute, comme il le dit, il s'était adonné à l'onanisme durant sa jeunesse.

Ses remords au sujet d'habitudes qu'il avait appris à considérer comme répréhensibles, et la persistance des pertes nocturnes sont les seuls caractères qui méritent le moins du monde d'être envisagés comme causes de son état moral et physique. Je l'invitai à venir à New-York. A l'examen, je trouvai ses organes génitaux en bon état. En l'arrachant à lui-même, en augmentant ses connaissances à l'égard de l'anatomie et de la physiologie du système sexuel, en insistant sur un régime réconfortant avec beaucoup d'exercice en plein air, des bains froids, l'emploi de la potion formulée à la page 105, le patient guérit entièrement en quelques semaines, et se maria peu après. S'il y avait eu quelque difficulté réelle dans la consommation du mariage, je pense que j'en aurais été informé.

Cet exemple est le type de centaines d'autres que l'on peut rencontrer partout. Si l'on peut seulement gagner la confiance du patient, il n'y a jamais, d'après mon expérience, de difficulté à donner au cas une issue favorable.

Pathologie. — La pathologie de l'impuissance sexuelle due à l'impossibilité d'avoir des érections, dépend de la cause de celle-ci. Nous allons passer en revue les différents facteurs ayant quelque importance spéciale en ce qui concerne la théorie de leur action, et nous commencerons par les cas où la cause est un excès sexuel quelconque.

L'on peut affirmer, sans qu'il soit possible de faire

erreur, que toute tentative d'exécution de l'acte
sexuel ou toute œuvre sexuelle entreprise avant
l'âge de puberté détruit la faculté génésique de
l'individu à un degré qui varie selon l'étendue de
l'excès. Ces actes tendent très généralement à hâter
l'apparition de la puberté, du moins en ce qui concerne la sécrétion de la semence; et la puberté précoce, c'est, on le sait, la perte précoce de la faculté
procréatrice. Ceci est d'accord avec la loi générale
de l'organisme à l'égard de la fonction génésique et
de toutes les fonctions.

En outre, si une fonction est exercée avant que
les organes qui lui sont destinés soient préparés
à ce faire, et aient atteint leur développement, il
leur est demandé plus qu'ils ne peuvent répondre.
Ils sont surmenés, et l'épuisement précoce doit être
inévitable. Il en est de même pour tout organe du
corps que l'on fait travailler avant le temps voulu.
Prenez, par exemple, le système musculaire qui,
chez l'enfant, est faible et délicat. Si l'on impose à
ses membres un travail pénible, non seulement ils
succombent, mais tout l'organisme est troublé. Pareillement, si le cerveau qui, durant l'enfance,
n'est guère propre qu'à recevoir les impressions
des objets extérieurs, est astreint à faire des efforts
qui sont trop considérables pour lui, en vue d'ac-
quérir des connaissances, il ne se passe guère de
temps avant que se manifestent les signes d'un
trouble sérieux, et une période de souffrance commence qui s'accentue de plus en plus à mesure que
se succèdent les efforts intellectuels.

Mais les choses sont pires encore, en ce qui concerne l'appareil sexuel, car, tandis que les muscles, le cerveau et tous les organes sont destinés à remplir quelque emploi dès les premiers moments de l'existence, les organes consacrés à la reproduction sont incapables de remplir leur office avant l'âge de la puberté. Les effets de l'usage, ou mieux de l'abus, car tout usage avant l'époque voulue est un abus, se voient donc avec clarté dès le moment où l'on commence à les faire fonctionner.

C'est donc en produisant l'extinction prématurée de la virilité qu'agissent les excès précoces. Une fonction qui devrait être de très peu inférieure à son apogée, à l'âge de cinquante ans, se trouve avoir fait son apparition et avoir disparu dès l'âge de la puberté ou peu après. Les centres nerveux en relation avec les organes sont épuisés ; les testicules se sont imparfaitement développés et atrophiés, les vaisseaux du pénis sont relâchés, le tissu érectile est flétri et a perdu son élasticité. Si ces modifications n'ont pas encore atteint leur apogée, et si le patient est encore jeune, il est possible, dans les cas très favorables, qu'un second développement s'effectue. En général, la chose se fait rapidement. Le sujet s'arrête sur le bord de l'abîme. Il s'est assuré que les habitudes auxquelles il s'adonne sont vicieuses au point de vue mental comme au point de vue physique, et grâce au pouvoir restaurateur de la nature, une fois qu'il lui donne l'occasion d'agir, grâce à ce pouvoir seul ou accompagné d'un traitement médical approprié, les organes sexuels retrouvent leur tonicité et se rapprochent d'un état qui rappelle l'état normal de santé. Toutefois on peut assurer d'une façon absolue que l'enfant qui, avant l'âge de puberté, s'est adonné, même avec modération, à l'onanisme, ne sera jamais aussi fort, sexuellement parlant, qu'il l'eût été s'il ne s'y était pas adonné.

Mais dans des cas qui ne sont point rares, les habitudes de l'individu sont si profondément ancrées, et son contrôle mental à leur égard est à tel point affaibli, qu'il ne peut faire aucun effort suivi de succès pour quitter son vice destructeur. Les processus de dégénérescence qui se sont installés progressent à tel point sous l'influence de l'excitation forcée, volontaire, et du drainage auquel ils sont soumis, que la guérison est hors de question, et un état permanent d'impuissance est le résultat.

Chez l'adulte, les processus morbides qui s'installent à la suite des excès sexuels ne sont en aucune façon aussi prononcés que ceux qui viennent d'être discutés, et la production n'en est point aussi facile. Les organes sexuels résistent à des excès considérables chez certains hommes ; chez d'autres, toutefois, la force de résistance est moindre, et chez tous, si les excès sont continués, il y a danger de voir survenir l'impuissance permanente. Celle-ci, à tous les degrés de la faiblesse sexuelle, peut être due à de l'épuisement nerveux, à la paralysie des muscles érecteurs du pénis, à des troubles vaso-moteurs amenant une diminution de l'irrigation sanguine des organes génitaux, du pénis en particulier, à l'atrophie consécutive des testicules, ou à deux ou plusieurs de ces causes agissant de concert, et ce sont là les principaux états physiques qui sont provoqués dans tous les cas d'impuissance rentrant dans la catégorie actuelle. Nous en parlerons d'une façon plus précise dans les remarques que nous aurons à faire au chapitre du traitement.

Traitement. — Le traitement de l'impuissance qui résulte de l'impossibilité d'obtenir l'érection, et de faire pénétrer le pénis dans le vagin, ou, dans une forme moins grave, de l'impossibilité d'obtenir mieux qu'une érection incomplète, doit être de deux sortes : hygiénique et médical.

Et bien que quelques-uns des agents à employer puissent très bien être indifféremment classés sous l'une ou l'autre de ces rubriques, cela est d'une médiocre importance, du moment où l'on tient compte du fait que la classification vise à la commodité seule, non à l'exactitude scientifique.

Mesures hygiéniques. — Le premier et plus important facteur dans la restauration d'un appareil générateur épuisé est le repos, et ce repos c'est non seulement la modération sexuelle, c'est l'absolue cessation de toute excitation sexuelle. Sans ceci, ni médecin, ni malade, ne peuvent s'attendre à la guérison. La durée du repos à prescrire varie beaucoup selon le degré d'épuisement atteint. J'ai généralement vu que, dans les cas où il ne peut se produire une érection suffisante pour permettre l'intromission, il faut un repos sexuel d'un an environ. D'autre part, l'âge du patient et la durée du mal sont des facteurs dont il y a lieu de tenir compte. Chez les personnes de plus de quarante ans, et chez qui l'état dure depuis six mois, il ne faut au-

cune tentative pendant plus d'un an. A chaque
effort infructueux, bien qu'il ne se produise aucune
éjaculation, l'excitabilité nerveuse diminue encore,
et le moral s'affaisse d'une façon marquée. Dans ces
cas extrêmes il n'y a généralement pas de difficulté
à obtenir la continence voulue. Le patient sait parfaitement son incapacité et n'est point d'humeur à
entreprendre ce qu'il sait devoir se terminer par
un échec. Il arrive cependant, parfois, que l'onanisme avec une érection presque nulle, et un
orgasme imparfait, se pratique quand le patient
voit que le coït est impossible. Il faut strictement
imposer le repos à ce point de vue aussi.

Mais dans les cas où l'éjaculation se produit trop
tôt, et où l'érection, bien que faible, suffit à l'intromission, il est plus difficile à obtenir du patient un
repos absolu. Le patient peut entasser les promesses sur les promesses, mais ne les point tenir
exactement, à moins que les conséquences entières
de sa désobéissance ne lui soient exposées. Dans les
cas de ce genre le médecin sera obligé de parler
très net et peut-être de déclarer au malade qu'il
faudra obéir ou bien s'adresser ailleurs. Ni le médecin ni le patient ne peuvent obtenir un résultat
quelconque tant que la condition dont il s'agit n'est
pas réalisée. J'insiste sur ce point parce que j'ai
souvent eu beaucoup de difficulté à me faire obéir,
à cet égard, par certains patients.

Il est presque d'importance égale que l'esprit
évite toute pensée lascive. Il n'est pas très aisé à un
homme, par un simple acte de volonté, d'empêcher
pareilles pensées de se présenter à son esprit, mais

la chose se réalise sans de trop grandes difficultés si l'on peut l'astreindre à s'absorber dans quelque autre train d'idées. Les patients dont la vie s'écoule dans l'oisiveté sont toujours plus rebelles, à cet égard, que ne le sont ceux qui ont quelques occupations, surtout une occupation exigeant de la concentration mentale. Si les circonstances n'y sont point opposées, un régime d'étude est souvent un excellent moyen pour détourner l'esprit des questions sexuelles, et les effets bienfaisants des voyages en pays étrangers où tout attire l'attention, sont non seulement importants, mais le plus souvent, si évidemment avantageux qu'il n'y a pas à hésiter.

Bains. — Si le patient présente une vigueur qui assure la réaction nécessaire, les *bains froids* sont nettement bienfaisants. En ce cas, on les peut prendre chaque matin ; douches ou phosphore peu importe. Les *bains de mer* exercent une influence très tonique sur la plupart des patients. Les *bains tièdes* sont parfois utiles, mais en général il convient plutôt de les appliquer aux organes générateurs seuls ou en alternant avec des bains d'eau froide. Dans ces cas l'eau devrait être versée sur les organes d'une hauteur de plusieurs pieds, sous forme de nappe ou de pluie, d'abord l'eau chaude, puis la froide ; pour sécher, employer une serviette rude, et frictionner jusqu'à production d'une sensation nette de chaleur. Il est peu de toniques qui aient plus de puissance que l'eau appliquée de cette façon.

Les douches d'eau froide ou d'eau chaude, ou de

toutes deux alternativement appliquées à la peau
et au périnée sont très avantageuses. De même que
dans la méthode précédente, l'eau chaude et l'eau
froide peuvent être employées tour à tour deux minutes chacune en moyenne.

Les bains russes et turcs rendent encore des
services ; on en peut prendre deux par semaine
environ, et il ne faut jamais qu'ils soient de longue
durée.

Le régime doit être abondant et nourrissant, les
aliments animaux doivent y tenir une large place,
et les graisses de même. Celles-ci peuvent être prises
sous forme de crème, ou d'huile de foie de morue,
ou de quelque autre huile. La glycérine peut être
substituée dans les cas où l'huile est désagréable.

En fait de boissons, le thé et le café sont permis,
comme aussi un verre de bordeaux, de bourgogne
ou de quelque autre bon vin, au dîner. L'abus des
alcools est toutefois nuisible au but poursuivi.

Les exercices corporels sont toujours utiles,
mais ils ne faut point qu'ils engendrent la fatigue.
Si cette précaution est négligée, on fera plus de
mal que de bien. L'équitation n'est généralement
pas à recommander si **ce** n'est à une dose très mo-
dérée.

A cet égard, il faut rappeler au patient qu'il ne
doit *jamais se coucher sur le dos*, surtout s'il y a
des pertes nocturnes. Cette attitude détermine un
éréthisme anormal dans les organes génitaux par
la congestion qui se produit dans la moelle épinière
et le cervelet, et cette congestion, survenant pendant le sommeil alors que l'influence des régions

cérébrales supérieures ne se fait point sentir, conduit à une activité automatique très nuisible à la santé des organes. Beaucoup de personnes éprouvent des difficultés à éviter cette position. Pourtant, avec le temps, il arrive que le patient, gagnant son lit avec cette idée fermement ancrée qu'il ne doit point coucher sur le dos évite cette attitude probablement grâce à la cérébration inconsciente. Dans d'autre cas, il est nécessaire d'avoir recours à quelques subterfuges pour corriger l'habitude. Une serviette attachée autour des reins, avec un nœud dur, en contact avec le milieu du dos, suffira généralement à éveiller le patient dès qu'il lui arrive de se mettre en décubitus dorsal et que le nœud vient à presser sur sa peau. Dans d'autres cas, il faut des moyens plus rudes. On a fabriqué des ceintures en cuir, avec des pointes dont l'extrémité aiguë fait saillie à l'intérieur, et doublées à l'intérieur aussi d'un léger coussin. Dès que le patient repose sur le dos, après avoir revêtu la ceinture, la partie armée pressant légèrement sur le corps, les pointes blessent un peu la peau, et le patient, réveillé, se met sur un côté. Il est toutefois rare que ces procédés soient longtemps nécessaires, car l'habitude se prend bien vite de ne pas coucher sur le dos.

Le *lit* du patient qui a des pertes nocturnes doit toujours être garni d'un matelas dur en crin. A maintes reprises, j'ai vu persister des pertes nocturnes malgré toutes les mesures prises, grâce uniquement au fait que le lit était en plume et qu'il étouffait presque le patient. Ces sortes de lits donnent trop de chaleur ; le corps ne peut par le rayon-

nement se débarrasser de sa chaleur ; la transpi-
ration même devient impossible. Dans la campagne
ces lits sont encore fréquents, mais on les rencontre
rarement dans les villes.

La question du mariage est une question qui est
souvent posée au conseiller médical par l'homme
menacé d'impuissance ou qui la présente déjà, par
suite de ses excès de jeunesse ou de l'âge adulte. Il
me paraît que, dans ces circonstances, le médecin
doit toujours répondre négativement, aussi bien
pour le patient que pour une femme innocente. Tout
d'abord, au point de vue de la santé, le mariage ne
peut conduire à aucun résultat bienfaisant. Très probablement, il provoquerait de nouveaux excès, ou du
moins des tentatives qui ne sauraient manquer
d'exercer l'action la plus délétère sur la condition
du patient. En outre, en conseillant à un homme
sexuellement impuissant de contracter une obligation que le médecin le sait hors d'état de remplir,
celui-ci offense la morale et se rend coupable envers la société d'un crime inexcusable, et qu'il est
difficile de caractériser en un langage modéré. J'ai
pourtant vu des médecins, qui affectent une décence
et une religion extraordinaires, conseiller de propos
délibéré à un débauché épuisé et qu'ils savaient
sexuellement impuissant, d'épouser une jeune, vigoureuse et pure jeune fille dans le but de procurer à son système génital un degré d'excitation
non encore atteint.

Et pourtant un de ces médecins a trouvé souve-
rainement immoral qu'un autre de ses confrères ait
déclaré à un jeune homme en bonne santé, n'ayant

jamais abusé de ses organes sexuels, tourmenté par de fréquentes pertes nocturnes, et qui, malgré ses vingt-cinq ans, n'avait jamais eu de relations sexuelles, que ces pertes étaient dues à une exubérance de la nature et que le coït était indiqué. L'on a dit que le premier devoir du médecin est envers son patient, et ceci est vrai, tant qu'il accomplit ce devoir sans négliger ceux qu'il a envers l'humanité ; mais il me paraît qu'il serait tout aussi convenable de conseiller à un patient pauvre de regarnir sa bourse en dérobant le porte-monnaie d'un tiers que de conseiller à un patient sexuellement impuissant de nouer les liens d'un mariage qu'il ne peut consommer. Par bonheur, toutefois, la question de moralité ne peut que rarement se présenter, si même elle surgit. Il est nuisible à un impuissant d'entrer en l'état conjugal, car le repos dont ses organes débilités ont impérieusement besoin devient impossible. En fait, rien ne saurait être plus nuisible.

Moyens médicaux. — Il n'existe point d'aphrodisiaques ou de moyens spéciaux propres à restaurer la virilité, dont la science médicale ait connaissance, malgré tout ce qu'on a pu dire au sujet de certains remèdes. Mais, tandis que ceci est vrai, il y a des agents qui ont certainement une action indirecte, parfois puissante, qui tonifie les organes génitaux, et écarte certaines des conditions qui entraînent l'impuissance. Ces remèdes peuvent se distribuer en deux catégories : remèdes externes et remèdes internes.

Remèdes internes. — Tout d'abord et occupant un rang élevé dans cette catégorie, vient l'*électricité*.

Cet agent s'emploie sous trois formes : galvanisme, faradisme et franklinisme. Quand on emploie le galvanisme, la seule règle à l'égard de la force du courant consiste à grouper autant d'éléments qu'il en faut pour procurer au patient des sensations décidément désagréables. Les électrodes doivent ordinairement consister en éponges mouillées, et on les doit appliquer à la colonne vertébrale, au périnée, aux testicules, à travers le scrotum, et au pénis.

En appliquant le courant à la moelle, on peut en comprendre la totalité dans le circuit, mais c'est surtout des régions dorsale inférieure, lombaire et sacrée, qu'il faut s'occuper. J'applique généralement une électrode pour commencer — peu importe laquelle — à la nuque, et alors avec l'autre électrode, je caresse le dos, selon la ligne des apophyses épineuses, durant trois ou quatre minutes, employant un courant assez fort pour produire une sensation très marquée de chaleur et pour déterminer la rougeur de la peau.

Puis je place l'électrode supérieure au milieu de la région dorsale, et je promène l'autre sur les régions sous-jacentes une douzaine de fois. La séance est plutôt désagréable qu'autre chose, et le dos continue à ressentir une sensation de chaleur pendant une heure ou plus, à la suite de l'application.

Puis on place une électrode sur le sacrum et l'autre sur le périnée, et toutes deux sont maintenues en place pendant une minute environ. Ici, il faut un courant un peu moins fort, car le patient ne peut dans cette région supporter l'intensité qu'il tolère à la région dorsale.

Pour l'électrisation du pénis, on peut placer une électrode sur le périnée et l'autre sur le gland, cette dernière étant retirée toutes les cinq ou dix secondes, ou bien le courant étant interrompu grâce à un dispositif spécial adapté à l'une des électrodes. Deux ou trois minutes suffisent pour une séance.

Il arrive parfois que l'impuissance dépend, dans une grande mesure, d'un état d'anesthésie non seulement du gland, mais du pénis tout entier. En ce cas, l'électrode devra être promenée sur tout l'organe, et la force du courant devra être telle qu'elle provoque un état très désagréable si ce n'est douloureux.

Quand les pertes nocturnes sont fréquentes et quand l'éréthisme est tel que les pertes se produisent sans érection ou lors de très légères provocations, il devient parfois nécessaire d'appliquer l'électricité à l'intérieur de l'organe. Il faut alors une électrode spéciale. Elle est faite de quelque matière non conductrice, sauf à l'extrémité qui est métallique et qui communique avec un fil de fer qui traverse l'instrument et s'attache à l'une des électrodes. Cette électrode particulière est introduite dans l'urèthre, et la pointe métallique vient au contact des orifices des conduits éjaculateurs ou de la portion prostatique de l'urèthre, selon les besoins du cas. Comme remède contre les pertes nocturnes, ou dans les affections de ce genre, cette électrisation est de beaucoup supérieure à la cautérisation recommandée par Lallemand, et beaucoup moins douloureuse.

Cette manière d'appliquer le galvanisme est encore très utile dans les cas d'épuisement nerveux, ou de paralysie des muscles érecteurs du pénis, de l'accélérateur de l'urine, etc. Lors de cet emploi interne, l'autre électrode, l'éponge, doit être appliquée au périnée, au sacrum ou au pubis, ou à chacune de ces régions tour à tour, de façon à envoyer un courant à travers le pénis dans toutes les directions. Il est rare que la force du courant doive excéder celle de 4 ou 6 éléments Le clanché, et le courant doit être souvent interrompu pour éviter une irritation trop vive.

Quand on applique le galvanisme aux testicules, il faut veiller à ce que le courant ne soit point trop fort : quatre ou six piles suffisent amplement, en général. Les courants très forts déterminent une vive douleur et provoquent parfois la syncope, comme je l'ai moi-même vu, mais les effets bienfaisants de cet agent sont souvent très nets, même après que les organes ont commencé à devenir mous et à s'atrophier. La nutrition s'améliore et la fermeté s'accroît; ces modifications marquent souvent le début du retour à la santé sexuelle.

La *faradisation* a également une grande valeur dans le traitement de la forme d'impuissance actuellement considérée. Son emploi ne diffère pas essentiellement de celui du galvanisme, si ce n'est à certains points de vue qu'il faut signaler.

Lors de l'application du courant à la colonne

vertébrale, une des électrodes doit consister en une
brosse de fils métalliques; l'autre, en une éponge
mouillée qui est placée au haut du cou; l'on promène la brosse lentement le long de la colonne une
douzaine de fois ou plus encore. L'opération est
douloureuse, mais l'action excitante réflexe est très
marquée. La nutrition de la moelle est améliorée,
son activité normale est restituée, et la cure de l'impuissance est matériellement facilitée.

Pour soulager l'anesthésie du gland, qui est parfois une cause d'inexcitabilité du pénis, un pôle,
celui qui est représenté par l'éponge humide, est
placé à la région lombaire ou sacrée, et l'autre, la
brosse métallique, est placé sur le gland. On fait
passer d'abord un courant faible dont on augmente
l'intensité à mesure que le patient s'y habitue,
jusqu'à employer un courant fort et nettement douloureux. Le but est d'exercer une action marquée
sur les extrémités terminales des nerfs de l'organe,
et ceci ne peut se faire sans provoquer plus ou moins
de douleur. Deux ou trois minutes suffisent pour
cette application, qui, toutefois, doit être répétée,
tantôt chaque jour, tantôt tous les deux jours.

Le courant faradique est utile à appliquer à l'intérieur de l'urèthre, bien qu'en général, il ne vaille
pas le courant galvanique. On introduit une électrode du genre de celle dont il a été déjà parlé et on
la rattache à une machine d'induction pour opérer
comme lors de l'emploi du galvanisme.

Les courants faradiques, employés comme il
vient d'être dit, doivent être fréquemment interrompus. Si les interruptions sont rares, on n'agit

que faiblement, et la douleur est tout aussi vive qu'avec les courants à interruptions rapides.

L'*électricité statique*, ou franklinisme, bien que ne pouvant être employée d'une façon aussi variée, demeure capable de rendre de grands services, et c'est, à certains égards, celle dont il vaut mieux se servir. Voici comment, dans les cas où j'ai trouvé que c'est le genre d'électricité à employer, j'opère.

Le patient étant assis sur la plate-forme isolée, sans enlever les vêtements, je tire des étincelles tout le long de la colonne vertébrale, au moyen d'une sphère de bronze. L'effet est de déterminer une action contre-irritante et un degré d'excitation réflexe que je n'obtiens aussi complètement et aussi vivement avec aucune autre forme d'électricité. Chaque étincelle laisse après elle une légère turgescence de la peau, et la surface tout entière rougit. Le pénis devient souvent plus volumineux sous cette influence, et si l'on tire des étincelles de la région sacrée, des érections se produisent fréquemment, même chez des sujets qui n'en ont pas eu depuis des mois sous l'influence de l'excitation vénérienne. Au moyen d'une électrode de bronze renfermée dans un cylindre de verre perforé à une extrémité, imaginée par M. W. J. Morton, on peut diriger l'action avec beaucoup de précision.

Cette électrode convient admirablement pour les applications au périnée. En fait, il serait difficile d'opérer dans cette région sans quelque instrument de ce genre.

Pour traiter l'anesthésie du gland, l'électricité statique est aussi efficace que le galvanisme, si ce n'est plus encore. J'emploie une électrode, également imaginée par le Dr Morton, arrangée de telle sorte que, tandis que l'extrémité éponge est sur la surface du corps, on peut faire jaillir l'étincelle entre deux sphères susceptibles d'être rapprochées ou séparées selon les besoins. En l'appliquant au gland du pénis, on établit un contact intime entre cet organe et le disque d'éponge sèche, et les sphères étant distantes d'un centimètre et plus, une action puissante est exercée. Dans plusieurs cas, j'ai réussi au moyen de cet appareil et de l'électricité statique, à rendre la sensibilité au gland et aux tissus avoisinants là où le galvanisme et le faradisme avaient échoué.

En somme, je suis assuré que dans les différentes formes d'électricité mentionnées, le médecin possède les moyens les plus importants propres à employer pour traiter l'affaiblissement du système générateur. Il est d'autres moyens adjuvants utiles, que je citerai plus loin, mais aucun d'eux, pas même la totalité, ne saurait prendre la place de l'électricité.

Un mot encore sur les moyens à ne pas employer. Toutes les ceintures, toutes les plaques et autres engins à porter d'une façon permanente, sont plus qu'inutiles. Plusieurs d'entre eux ne fournissent absolument pas d'électricité, étant défectueusement construits, et d'autres donnent simplement un courant qui passe autour du corps, sans qu'une partie y pénètre en un point quelconque, et d'autres encore, tout en étant disposés de façon à enfermer le corps dans un circuit, donnent un courant si faible et si irrégulier qu'il ne peut rendre les moindres services.

Parmi les autres agents externes, on peut citer le *massage, la percussion, l'urtication et la flagellation*. Je ne connais par expérience aucun d'eux. Les deux derniers étaient en usage avant que l'électricité fût connue en tant que remède, et bien qu'ils aient pu, à l'époque, rendre quelques services, il y a à peine lieu d'en tenir compte maintenant. Dans le temps, la flagellation a été employée pour stimuler temporairement le système générateur épuisé, mais je ne sache pas qu'on en tire parti maintenant. On l'appliquait aux fesses, et il est des faits qui montrent qu'elle agissait parfois en déterminant l'érection et même en ramenant l'orgasme, mais son influence n'a jamais été que très passagère. Rousseau (*Confessions*) parle des effets qu'elle lui a produits durant son enfance, et Meibomius (*De flagiorum usu in re medica et renerea et lomborum renumque*, Londres, 1765) a écrit un traité consacré en grande partie à l'énumération de ses vertus, à ce point de vue; et l'abbé Boileau (*Histoire des Flagellants*) cite de nombreux exemples de son efficacité. L'*urtication* était la flagellation pratiquée avec des orties, et exerçait une action similaire, bien que peut-être temporairement plus puissante que l'emploi des simples fouets.

Mondat (*op. cit.*, p. 155) a inauguré un appareil dans lequel on met le pénis, et après qu'on a fortement appuyé le bord contre le pubis, on y fait le vide avec une pompe. Il en résulte que le pénis s'emplit aussitôt de sang et qu'une érection mécanique se produit. J'ai essayé de ce procédé dans plusieurs cas, mais je ne lui ai jamais vu produire le moindre bien, même quand il s'agissait simplement de rendre possible un seul acte sexuel. Aussitôt que l'on permet la rentrée de l'air et que l'instrument est enlevé, le sang abandonne le pénis et il en résulte une flaccidité immédiate. Chez un patient qui s'en servit, chaque application fut suivie d'une éjaculation avec orgasme, mais sans la moindre sensation de plaisir. Entre des mains négligentes, il est évident qu'il peut déterminer la rupture de vaisseaux ou même de tissus du pénis.

Les *sinapismes* ont été recommandés par Roubaud (*op. cit.*, p. 155) comme étant très efficaces dans certains cas. Cet auteur fait un cataplasme composé de graine de lin et de graine de moutarde pulvérisée, mélangées en proportions variables, selon le but que l'on se propose, et l'on enveloppe le pénis dans ce cataplasme. On laisse ce dernier en place pendant dix ou quinze minutes. Voici ce que dit Roubaud de son action : « L'application d'un sinapisme, même affaibli par l'adjonction de graine de lin, au pénis, n'est pas toujours indolore, et l'acte sexuel pratiqué sous cette excitation est plutôt pénible qu'agréable. Pour calmer la douleur, qui est parfois légère et passagère, je permets des lotions d'eau froide au pénis, et ce simple moyen permet d'exécuter l'acte sexuel sans souffrance. Le sinapisme est un moyen thérapeutique; il veut être employé avec prudence et circonspection. S'il est appliqué sans discernement, le pénis sera exposé à l'inflammation et peut-être même pourra-t-il surve-

nir de la gangrène. En général, il est nécessaire
d'enlever le cataplasme aussitôt que le patient commence à sentir la cuisson : un effet suffisant aura été
produit. Il ne faudrait pas recommencer l'opération
avant le lendemain, ou peut-être même plusieurs
jours plus tard. Le nombre total des applications ne
peut être fixé d'avance. Il dépend de l'effet obtenu et
de l'irritation produite sur le pénis. »

Remèdes internes. — Il serait aisé de donner à
cette partie du sujet une extension considérable en
attirant l'attention sur tous les médicaments contre
l'impuissance qui ont été recommandés par les auteurs qui se sont occupés de la matière. Il est à
peine un remède qui n'ait, à une époque ou l'autre,
joui d'une réputation pour la cure de l'affection dont
il s'agit. Ceci résulte du fait que, comme nous
l'avons vu, certaines formes de la perte de la puissance sexuelle sont entièrement mentales, et gué-
rissent sous l'influence de tout remède en lequel le
patient a confiance. Il n'est pas étonnant, en conséquence, de voir que les substances jouissant des
propriétés thérapeutiques les plus opposées se sont
trouvées être également efficaces pour rétablir la
puissance sexuelle. Les pilules de mie de pain sont
tout aussi efficaces dans ces variétés d'impuissance
que les agents les plus puissants, à condition que le
patient ait confiance en elles.

Mais tandis, comme je l'ai dit, qu'il n'existe point
d'aphrodisiaques spéciaux, il y a certainement des
médicaments qui augmentent la tonicité des organes
générateurs par leur action sur l'ensemble du sys-

tème nerveux. Parmi ceux-ci, le phosphore mérite d'être spécialement considéré.

La manière la plus avantageuse d'administrer le phosphore consiste probablement à le donner sous forme de phosphure de zinc dont on peut prescrire 6 milligrammes trois fois par jour, en pilules, ou encore en solution, dans de l'huile, ou pris, sous forme de pilules de phosphore pur à la dose de 1 milligramme trois fois par jour. Il convient de l'administrer pendant des semaines pour produire un effet permanent, bien que, dans quelques cas, je l'aie vu produire de très bons effets au bout de deux ou trois jours.

Des onguents au phosphore ont été appliqués au pénis et au scrotum, mais ils n'ont guère l'action qui serait provoquée par l'absorption de quelques parcelles de phosphore. Ils opéreraient tout autant si on les appliquait à la tête.

L'*acide hypophosphorique dilué* constitue encore une bonne forme sous laquelle s'administre le phosphore. Il subit rapidement la décomposition dans l'estomac, et l'odeur s'en retrouve dans les renvois gazeux de l'estomac. La dose est de 10 à 30 gouttes dans de l'eau, trois fois par jour, de préférence à l'heure des repas. Le goût en est agréable et, par suite, des patients préfèrent cette forme de phosphore à toutes les autres.

L'*acide phosphorique dilué*, bien que n'étant probablement pas aussi actif que les remèdes sus-énoncés, représente néanmoins un médicament utile dans le traitement de l'impuissance. On ne sait, toutefois, si son effet est exactement celui du phos-

phore, qui est certainement un tonique et un stimu-
lant de tout le système nerveux. L'acide phosphorique n'a probablement pas plus d'action sur l'impuissance que n'en a l'acide nitrique ou chlorhydrique,
ou tout autre acide minéral. C'est un tonique général et rien de plus. Les doses (de 10 à 51 gouttes,
dans de l'eau) doivent être prises de préférence
au moment du repas, de façon qu'elles se mêlent
avec les aliments. Cela constitue une boisson
agréable.

La *noix vomique* et l'un de ses principes actifs,
la *strychnine*, sont encore des médicaments de
grande valeur dans le traitement de l'impuissance
provoquée par les excès. La première peut être ad-
ministrée en doses de 6 centigrammes d'extrait en
pilules, ou plutôt combiné avec du phosphure de
zinc. Des pilules que j'emploie beaucoup sont les suivantes :

Phosphure de zinc. . . 60 centigrammes.
Extrait de noix vomique. 13 décigrammes.

100 pilules : trois fois par jour, une après chaque
repas.

Il est peu de médicaments, si toutefois il en
existe, qui soient aussi efficaces dans le soulagement
ou la guérison de l'impuissance due aux excès
sexuels.

La strychnine peut se donner en pilules, ou en solution aqueuse, en doses variant de un à deux et
demi milligrammes ou plus, du sulfate, trois fois
par jour. Il vaut mieux le donner en doses graduel-

lement croissantes, en commençant par la quantité indiquée en premier lieu, pour arriver lentement à celle dont il est parlé en dernier lieu.

Au lieu d'employer l'eau comme véhicule, il est préférable d'employer l'acide hypophosphorique dilué, ou l'acide phosphorique dilué. Voici comment je prescris avec le premier produit :

Sulfate de strychnine. . . . 20 centigram.
Acide hypophosphorique dilué. 120 grammes.

Dose : 10 gouttes dans de l'eau, 3 fois par jour, en augmentant chaque dose d'une goutte par jour, jusqu'à 25 gouttes.

De cette façon, la dose est régulièrement accrue jusqu'à ce qu'à la fin d'une quinzaine, le patient se trouve prendre 25 gouttes, un peu plus de 2,6 milligrammes, 3 fois par jour. On peut maintenir cette dose durant 10 jours, puis l'accroître encore jusqu'à 40 ou même 50 gouttes. Si le patient présente alors un mieux marqué, il faut cesser de donner le médicament pendant une quinzaine de jours, et l'on recommence ensuite à donner le médicament en doses de 10 gouttes, trois fois par jour comme auparavant, en augmentant peu à peu. Tant que le traitement donne de bons résultats, on peut continuer ; j'ai persévéré de cette façon, pendant plus d'un an, avec les plus heureux résultats.

Si, après avoir élevé la dose jusqu'à 50 gouttes, il n'y a aucune amélioration, il est à peine utile de recommencer l'essai.

L'acide phosphorique peut être donné de la

même manière; et dans les cas qui se présentent parfois, où l'acide hypophosphorique n'est pas supporté par l'estomac, le premier doit être préféré. Dans l'emploi des deux substances la quantité d'eau employée comme véhicule doit être augmenté à mesure qu'augmente la dose, jusqu'à ce que, lorsque la dose est de 40 ou 50 gouttes, la quantité d'eau atteigne un plein verre. Dans quelques cas où l'organisme est très affaibli, le fer est utile, et on peut l'ajouter à la solution sous forme de phosphate, ou on peut le donner à part dans tout autre mélange tonique, ou isolément.

L'*huile de foie de morue* est, à mon avis, un adjuvant des plus utiles; il est rare qu'en traitant un cas d'impuissance, quel qu'il soit, je ne la donne sous une forme ou une autre : il est très bon de la prescrire en émulsion, avec les hypophosphites.

A l'exception d'un seul agent possédant des propriétés aphrodisiaques reconnues, il n'en est point d'autres qui présente une valeur spéciale dans le traitement de l'impuissance. Toutefois il est des troubles des autres organes, comme la dyspepsie, où l'on peut donner la pepsine, la diarrhée, qui doit être traitée comme d'ordinaire, et ainsi de suite pour d'autres états qui n'ont rien d'essentiel. La substance à laquelle je fais allusion est la *cantharide*, et il y a lieu d'en dire quelques mots, quand ce ne serait que pour indiquer les dangers qu'il y a à l'employer.

Les cantharides agissent sur le système géné-

rateur comme un irritant violent; mais cet effet
est tout à fait secondaire, et sa principale action est
l'inflammation de la vessie. A doses élevées, ce
résultat se produit très rapidement et il s'accompagne souvent d'un état de satyriasis caractérisé
par un priapisme intense, prolongé, avec impulsions
irrésistibles au coït ou à l'onanisme qui ne s'atté-
nuent point avec la fréquente répétition de l'un ou
l'autre acte. Les auteurs rapportent plusieurs
exemples de leur effet toxique, et plusieurs morts ont
été le résultat de l'emploi irréfléchi de ce médicament.

Parfois, dans quelques cas d'impuissance d'origine
récente, ont peut tirer quelque avantage de l'emploi
prudent des cantharides. La seule forme admissible
est la teinture, et je la prescris d'habitude à la dose
de 15 gouttes, trois fois par jour, augmentant les
doses d'une goutte chaque jour, jusqu'à ce qu'il se
produise une légère strangurie. Si le médicament
doit produire quelque bien, il se manifestera vers ce
moment, sinon il n'est guère utile de continuer à
l'employer de cette manière.

Pour l'impuissance qui résulte d'une maladie du
cerveau ou de la moelle, aucune thérapeutique spéciale n'est nécessaire ou utile, car la médication
doit être dirigée contre les maladies dont l'impuissance n'est qu'un symptôme secondaire. Les cures
autrement traitées sont nuisibles au patient atteint
d'une maladie organique. Par exemple, l'impuissance
est souvent présente dans l'ataxie locomotrice. Le
phosphore et la strychnine sont contre-indiqués dans
l'ataxie, et si on les emploie, on aggravera certai-

nement l'affection spinale, et l'on rendra plus complète l'impuissance, par la même occasion.

D'ailleurs, dans tous les cas d'impuissance symptomatique de la forme considérée, le traitement doit être dirigé contre la maladie qui en est la cause première.

Quand il y aura porté remède, la faiblesse sexuelle disparaîtra probablement à son tour ; s'il n'en est pas ainsi, les remèdes indiqués ne pourront rien contre elle.

Je n'ai rien dit de la cautérisation de l'urèthre, d'après le procédé recommandé par Lallemand, et adopté par nombre de chirurgiens d'aujourd'hui, car je crois que c'est là une pratique des plus pernicieuses, qui ne peut presque jamais manquer de faire du mal sans produire un bien équivalant à la douleur et aux dangers qui en accompagnent l'emploi.

Il n'est rien de ce qui peut être effectué par la cautérisation qui ne puisse être mieux et plus sûrement effectué par l'électricité, sous l'une quelconque des formes indiquées. J'ai cautérisé maints patients autrefois, alors que je n'en savais guère long, et j'ai été la cause de beaucoup de douleur, sans opérer de bien bons résultats, et j'ai donc renoncé à la cautérisation. J'ai vu produire par celle-ci une vive inflammation de l'urèthre, du rétrécissement, de l'orchite, de l'épididymite et de la cystite. Certains de ces accidents se sont produits dans ma pratique, d'autres dans celle de mes collègues. Sans doute, dans la grande majorité des cas, l'opération ne détermine guère qu'une vive douleur, avec une

inflammation plus ou moins vive de l'urèthre, mais
ce sont là des complications inutiles, qui ne suivent
pas l'emploi de l'électricité convenablement employée, et cette dernière fait beaucoup plus de bien
que ne le fait la cautérisation, pour tonifier les
organes et arrêter les pertes involontaires.

CHAPITRE III

Perte du pouvoir d'éjaculer le fluide séminal dans le vagin.

L'impuissance dont il s'agit peut être due à une malformation, à une maladie, ou à quelque autre anomalie du pénis, à des conditions analogues des testicules ou de leurs annexes, ou enfin à une condition de l'ensemble de l'organisme qui empêche l'émission du sperme dans le vagin.

PÉNIS.—*L'absence du pénis.*—Le pénis peut faire défaut congénitalement. Des cas de ce genre ont été rapportés, et l'un d'eux est celui qu'a relaté Fodéré [1]. Dans ce cas, il s'agissait d'un jeune soldat, plein de courage et de vigueur, qui avait des testicules bien formés, mais chez qui, là où eût dû exister le pénis, ne se présentait qu'un bouton analogue

[1] *Traité de médecine légale et d'hygiène publique.* Paris, 1813, t. I, p. 364.

au mamelon où se terminait l'urèthre. Il déclara être né ainsi, et dit que, parfois, en présence de femmes, le mamelon s'enflait et, par la friction, laissait sortir un liquide blanc et filant.

Nélaton rapporte le cas d'un enfant qui lui fut amené par une sage-femme pour être soumis à son examen. L'enfant était âgé de deux jours, et était parfaitement sain et bien constitué, sauf en ce qu'il manquait absolument de pénis. Il n'y avait pas trace de cet organe, pas de cicatrice, rien. Le scrotum était bien formé, et les testicules étaient à leur place normale. L'urine s'échappait par le rectum. En fait, il y avait une sorte de cloaque analogue à celui des oiseaux et de quelques autres animaux.

Dans les cas de ce genre, l'impuissance est inhérente à l'organisme. Dans d'autres, elle peut être acquise, tout en étant aussi complète, et résulter de l'amputation ou de la destruction du pénis ; mais dans ces cas, il faut que l'organe ait subi une ablation considérable. Il est difficile d'indiquer *a priori* jusqu'où doit aller la mutilation pour empêcher l'intromission et l'éjaculation dans le vagin. Je connais un cas où l'organe fut blessé par un revolver situé dans une poche de pantalon, qui partit accidentellement, et où l'opération chirurgicale enleva tout, sauf 2 centimètres et demi environ de la longueur ; mais l'homme à qui ceci était arrivé m'affirma pouvoir éjaculer dans le vagin ; en tous cas, il se maria après sa mutilation et un an après il était père. Jamais, de la part de l'un quelconque des conjoints, il n'y eut de plaintes à l'égard de la façon dont était rendu le devoir conjugal.

Une longueur inférieure à 2 centimètres et demi ne suffirait pas, je crois, à permettre l'intromission et l'éjaculation, bien qu'elle pût suffire à procurer l'orgasme sexuel et des sensations agréables.

Durant la guerre de sécession et depuis la paix, il m'a été donné d'observer maints cas de destruction partielle du pénis par balles, mais dans tous ceux-ci il restait une portion suffisante pour permettre l'acte sexuel.

Dans les opérations chirurgicales exigeant l'amputation du pénis, il faudrait laisser le plus possible de l'organe. Je n'en ai pratiqué l'amputation que deux fois, et dans ces deux cas, je n'ai pu en laisser plus d'un centimètre et quart. Je n'ai jamais su comment le coït et l'orgasme s'opéraient.

L'*exiguïté du pénis* ne peut guère être une cause efficace d'impuissance. Fodéré (*op. cit.*, p. 366) est peu disposé à la considérer comme un facteur ayant quelque importance. Pourtant elle existe parfois, et Roubaud (*op. cit.*, p. 93) cite le cas suivant :

« Un étudiant en médécine, un Brésilien, de dix-neuf ou vingt ans, vint me consulter. Il était chétif, sa voix était féminine, et son système musculaire était à peine développé. Son visage et son thorax étaient glabres, et il n'y avait que peu de poils au pubis. Avant de me montrer son organe, il m'apprit qu'il avait non seulement des désirs, mais de fréquentes érections, et que, quand il s'onanisait, l'éjaculation se produisait avec les sensations voluptueuses accoutumées ; mais quand il pratiquait l'acte sexuel, quels que pussent être ses efforts, jamais l'éjaculation ne venait. Le cas était curieux et, avant de me perdre dans des hypothèses sur une surexcitation nerveuse qui aurait pu mettre obstacle à l'éjaculation, je demandai à voir les organes. Quel ne fut point mon étonnement en voyant un pénis presque imperceptible, où il était difficile de découvrir le gland ! Le scrotum, les testicules, les conduits déférents, tout l'appareil était également minuscule. A l'état d'érection, le pénis avait la circonférence d'une épine de porc-épic, et à peine 5 centimètres de longueur. Les testicules avaient à peine les dimensions d'un haricot, et il était difficile de les trouver quand le scrotum relâché les laissait sans soutien. »

J'ai observé, il y a quelques années, un cas où le pénis n'était pas plus long que celui dont il s'agit. Il avait à peu près la circonférence d'un crayon ordinaire, avec 5 centimètres de longueur. Il était bien constitué à d'autres points de vue, et le coït se faisait médiocrement, et, je crois, sans grand plaisir.

Hypertrophie du pénis. — Ce ne peut guère être une cause d'impuissance qu'à l'égard de quelques femmes. Comme le dit Fodéré (*op. cit.*, p. 365), la grosseur du pénis peut rendre l'acte sexuel douloureux pour les deux participants et déterminer des écorchures et contusions. Zacchias cite le cas d'une courtisane romaine qui avait toujours une syncope quand elle avait des relations avec un de ses amants pourvu d'un volumineux pénis. Ni l'extrême petitesse du pénis, ni ses dimensions exagérées ne peu-

vent être modifiées par des remèdes. L'appareil de
Mondat, déjà mentionné, a été recommandé dans
les cas d'exiguïté du pénis, mais il ne peut rendre
aucun service dans ce cas, pas plus que dans
d'autres.

La *bifidité du pénis,* par elle-même ou par son
concomitant, l'exstrophie de la vessie, peut être une
cause d'impuissance relative, mais elle ne saurait
guère déterminer une perte absolue de la faculté
d'éjaculer dans le vagin. Goré, de Boulogne, a com-
muniqué en 1844, à l'Académie des sciences, un cas
de pénis double, où les deux corps caverneux étaient
parfaitement séparés, et munis tous deux d'un canal
uréthral, et Isidore Geoffroy Saint-Hilaire a rapporté le cas d'un adulte chez qui les deux organes
étaient séparés et situés l'un au-dessus de l'autre.
Dans ce cas, l'urine et la semence s'écoulaient par
les deux pénis.

Suture du pénis. — Par cette expression, nous
entendons désigner un état où la face inférieure du
pénis n'existe point; elle est fusionnée avec le scrotum, et une seule enveloppe cutanée renferme le
pénis et les testicules, de telle sorte que l'organe
est incapable d'érection.

Dans un cas de ce genre qui vint sous les yeux
de J.-L. Petit, une opération fut pratiquée par
laquelle le pénis fut séparé du scrotum, mais cet
organe continua à garder sa courbure anormale.
Bouisson opéra dans un cas analogue, et avec plus
de succès, car le patient fut capable d'expulser son

urine à quelque distance et même d'avoir des émissions avec érection.

Les *anomalies de l'urèthre* peuvent conduire à l'impuissance du genre de celle dont il s'agit ici. L'*hypospadias*, où l'orifice de l'urèthre se trouve à la surface inférieure du pénis est une de ces anomalies, à condition que l'orifice soit suffisamment reculé pour que la semence soit éjaculée extérieurement au vagin. Dans quelques-uns de ces cas, une opération chirurgicale peut rendre des services pour clore l'orifice originel, et en faire un autre, suffisamment en avant pour permettre l'éjaculation dans le vagin durant l'acte sexuel.

Dans l'*épispadias* l'orifice uréthral se trouve également plus loin de l'extrémité libre du pénis, qu'il n'est normal, mais il est situé à la face supérieure du pénis. Ici encore, si le siège en est trop éloigné de l'extrémité, l'éjaculation se fera hors du vagin. Dans certains cas où il est plus rapproché de l'extrémité, l'éjaculation intra-vaginale est possible.

En dehors de ces vices de conformation, le pénis est sujet à différentes affections qui gênent plus ou moins l'éjaculation dans le vagin ; les *rétrécissements de l'urèthre* sont parmi les plus importantes.

Dans le rétrécissement en question, le calibre du canal peut être à tel point diminué qu'il empêche le passage de la semence à travers le pénis. Celui-ci est obstrué par le rétrécissement, et le sperme reflue vers la vessie. En dehors de ceci il est certain que le rétrécissement peut, quand il n'est point tel qu'il empêche le passage du sperme, gêner beaucoup l'érection, et devenir par là une autre cause d'impuissance.

Civiale a indiqué ce fait dans les lignes qui suivent :

« Parmi les autres effets locaux du rétrécissement de l'urèthre qui méritent d'attirer l'attention du praticien, puisqu'ils fournissent des indications précieuses pour l'établissement du diagnostic et pour apprécier les progrès du mal, sont ceux qui ont trait à la fonction génératrice. Les érections ne se produisent pas comme cela a lieu chez les hommes sains, soit parce que le pénis ne peut, à cause de la rigidité du canal, prendre la position voulue, soit parce que le sang n'afflue pas en quantité suffisante vers les corps spongieux et caverneux [1] .»

Différents cas qui confirment en partie les observations du grand chirurgien français se sont offerts à moi, où non seulement la puissance, mais encore les désirs avaient été éteints ; mais je penche à croire que ces résultats devaient être entièrement attribués à l'état moral qui accompagne l'état physique. Par exemple, un patient est atteint de rétrécissement, et, ainsi que cela a souvent lieu dans les cas de maladies de ce genre, il s'appesantit sur la matière jusqu'à ce qu'un état d'hypochondrie se soit produit. Aucun trouble mental n'est plus apte que celui-ci à abolir le désir sexuel, car non seulement il y a aberration, mais l'esprit ne s'occupe que d'un sujet à l'exclusion de tout autre, et même

[1] *Traité pratique sur les maladies des organes génito-urinaires.* Paris, p. 148.

du sujet si absorbant du sens sexuel. En outre, il
est des hommes — et mieux vaudrait que l'espèce
en fût plus nombreuse — qui considèrent comme
malhonnête d'exécuter l'acte sexuel quand les organes générateurs sont affectés, et si, dans ces conditions particulières, ils se trouvent pour un moment emportés par la passion, leur puissance peut
très bien leur manquer au moment où elle est le
plus nécessaire. Le principe auquel il a été déjà fait
allusion exerce une forte influence. L'individu atteint de rétrécissement éprouve souvent des doutes
à l'égard de son aptitude à exécuter l'acte sexuel
d'une façon satisfaisante, et douter, c'est échouer.

Mais j'ai été consulté encore dans des cas où il
n'y avait pas de dérangement mental de ce genre,
et où la seule fonction qui manquât à l'acte sexuel
étant l'éjaculation intra-vaginale, on peut dire que
ce sont là des cas de stérilité ; cela est vrai du moins
en ce qui concerne la pratique, mais comme l'acte
sexuel consiste en ces éléments essentiels : intromission, orgasme voluptueux et éjaculation dans le
vagin, il suit que l'un de ces éléments nécessaires
à la perfection de l'acte fait défaut. En outre, l'absence d'éjaculation doit troubler, ce semble, les
sensations voluptueuses des deux participants.

L'impuissance qui dépend de cette cause doit
être traitée par les moyens chirurgicaux dont on
se sert dans les cas de rétrécissement uréthral, par
la dilatation, l'électrolyse, ou l'incision, selon le cas.
La situation étant améliorée, l'acte sexuel peut naturellement être accompli dans sa plénitude.

Rétrécissement spasmodique. — Bien qu'il n'existe probablement pas de rétrécissement spasmodique permanent de l'urèthre, il est certainement un état de ce genre qui dure de quelques minutes à une heure ou plus encore, et qui, tant qu'il dure, empêche l'émission du sperme ou de l'urine.

Voici ce que disent à ce sujet MM. Grimaud de Caux et Martin Saint-Ange :

« Finalement, il nous faut admettre l'existence d'une autre forme de rétrécissement de l'urèthre : c'est celle qui est déterminée par un état nerveux du canal qui se contracte à tel point que la lumière en est entièrement oblitérée, les parois venant au contact l'une de l'autre. Pareil obstacle au passage de l'urine n'est jamais que temporaire; il dure une heure ou deux au plus, bien que, par une fréquente répétition, il soit fort douloureux pour ceux qui y sont sujets. C'est une affection de ce genre qui rendit Jean-Jacques Rousseau si malheureux et si insupportable à lui-même et aux autres. On avait cru qu'il avait la pierre. Toutefois Morand ne put jamais, par la sonde, découvrir l'existence d'un calcul, de sorte que Rousseau eut recours au frère Côme qui, ayant réussi, quoique avec difficulté, à pénétrer dans la vessie, la trouva vide de tout calcul. Cet examen rassura Rousseau pour un temps, mais les spasmes de l'urèthre s'étant reproduits, l'hypochondrie survint pour assombrir l'horizon mental du philosophe et le dégoûter, comme chacun sait, de tous les objets de son amour et de son amitié. Si l'auteur d'*Émile* avait vécu de nos jours, il est plus que probable que, sous l'influence de la science du traitement des maladies urinaires, la plus grande partie, et en particulier la fin de sa vie, se serait ressentie de la pleine puissance de son caractère et de son génie, lequel, s'étant développé tardivement, eût illuminé sa vieillesse. »

J'ai rencontré dans ma pratique nombre de cas presque exactement similaires à celui de l'auteur des *Confessions*. L'état des patients les rendait fort malheureux, étant donné son contre-coup sur le mariage et sur l'état mental. La description d'un ou deux cas sera plus utile à l'éclaircissement des points principaux de cette maladie que tout exposé didactique.

Un homme qui, avant le mariage, n'avait jamais fréquenté les femmes, mais qui, depuis, avait fait des excès conjugaux, souffrait depuis quelques années d'un degré d'excitabilité nerveuse qui le rendait impossible à lui-même et à quiconque avait affaire à lui. Il était sujet à des névralgies périodiques de la cinquième paire, tantôt à droite, tantôt à gauche, et durant ces accès, il était particulièrement sujet à des sentiments morbides qui l'affectaient vivement et le plongeaient dans le plus profond désespoir. Souvent, lors de ces accès, il avait sérieusement réfléchi au suicide, et une fois il avait fait des préparatifs compliqués en vue de cette fin. Heureusement l'accès disparut aussi subitement qu'il était venu, et ses pensées prirent aussitôt un autre cours. A ces périodes, il se présentait souvent un désir excessif de l'acte sexuel, désir irrésistible, et, chose étrange, il n'éprouvait jamais de plaisir en dehors de ces périodes. Mais bien qu'il fît de fré-

quentes tentatives et bien qu'il y eût une moyenne
érection avec orgasme et un certain plaisir, il n'y
avait pas éjaculation; mais les mouvements convulsifs des muscles impliqués étaient presque immédiatement suivis d'une douleur vive siégeant profondément dans l'urèthre, douleur qui semblait
s'étendre jusqu'au rectum, mais consistant en ce
point en une sensation obscure comme due à une
grande distension de cet organe. Ceci ne se produisit pas une fois seulement; mais chaque fois qu'il
pratiquait l'acte sexuel la même série de phénomènes
se reproduisait, et comme il ne pouvait se les expliquer, il en conçut une vive anxiété. Il aurait voulu
s'abstenir du coït, mais son appétit sexuel était très
fort, et, bien qu'il le maîtrisât à un haut degré, il
ne pouvait le dompter entièrement. Il devenait rapidement hypochondriaque, car il se croyait en voie
de devenir stérile par suite de l'absence de sécrétion séminale. Il répugnait fort à tenter l'acte
sexuel en dehors de ses paroxysmes d'abattement et
de névralgie, car il n'avait point de désirs durant
ces intervalles, et l'idée lui en était extrêmement
déplaisante. Mais, sur mes conseils pressants, il consentit à faire un effort, et le résultat fut pleinement
satisfaisant en ce qu'il lui prouva qu'il était, à tous
les points de vue, apte à exécuter l'acte sexuel.

Des examens répétés avec la sonde m'avaient déjà
prouvé qu'il n'y avait pas d'obstruction organique
de l'urèthre, et le fait qu'il n'y avait jamais eu de
difficultés à l'émission de l'urine était par lui-même
suffisamment probant; mais pour être sûr qu'il y
avait éjaculation de semence, laquelle toutefois ne

pouvait arriver au méat, je le priai de m'apporter
l'urine qui serait expulsée immédiatement après le
coït survenu durant un paroxysme. Il fit ce que je
lui demandais et, en examinant au microscope le
sédiment, je vis que celui-ci consistait presque entièrement en semence contenant la proportion normale de spermatozoïdes, ces derniers tués par l'u-
rine. Il était donc certain que ce patient était atteint
d'une contraction spasmodique de l'urèthre qui fer-
mait le canal et forçait le sperme à refluer dans la
vessie.

Je traitai ce malade par le galvanisme. Une électrode uréthrale fut introduite jusqu'au *veru montanum* chaque jour tant que dura l'accès, et de cette
électrode un courant de dix éléments Hill passa à
une autre introduite dans le rectum. Chaque séance
durait environ 15 minutes. En même temps, durant
les intervalles de santé, je donnai le bromure de
sodium à la dose de 15 grains par jour.

J'instituai ce traitement au début même d'un de
ses paroxysmes et je continuai l'emploi du galvanisme pendant les dix jours que dura l'accès. Durant
cette période, il n'y eut aucune amélioration, mais
durant la totalité de l'accès suivant, l'acte sexuel
s'exécuta d'une façon parfaitement satisfaisante, et,
en outre, il y eut une décroissance sensible des désirs
qui étaient devenus plus voisins de ceux de l'homme
normal.

Dans le second cas, le patient, un jeune homme
de vingt-cinq ans, s'était adonné à des excès considérables, bien que n'ayant jusque-là entraîné aucune diminution notable de la puissance sexuelle.

Une nuit cependant, alors qu'il pratiquait l'acte sexuel, il fut surpris par une intense douleur au rectum et l'absence d'éjaculation. La douleur fut si vive qu'il faillit s'évanouir. Toutefois elle n'eut que quelques secondes de durée, mais il s'écoula une heure avant qu'il fût remis entièrement du choc nerveux qu'il avait ressenti. Pendant plusieurs jours après, il craignit de réitérer l'acte sexuel, mais ses désirs l'emportèrent enfin sur sa prudence, et une fois encore, il éprouva une douleur intense au rectum, et s'aperçut que l'éjaculation faisait défaut : tous les symptômes du premier accident se reproduisirent. Le lendemain matin, il vint me trouver.

En réponse à mes questions, j'appris qu'il avait uriné d'une façon très normale depuis sa première attaque et qu'il n'avait jamais eu de blennorrhagie ou d'autres effections vénériennes. A l'examen avec la sonde, je vis qu'il n'existait aucun rétrécissement, et je conclus que chez ce patient, comme chez le précédent, il y avait une contraction spasmodique de l'urèthre et des muscles du périnée. Je le traitai par l'électricité comme dans le cas précédent, faisant passer un courant de 10 éléments pendant 5 minutes environ chaque jour. Le traitement dura quinze jours. A la fin de cette période, il essaya de pratiquer l'acte sexuel, mais en raison de son état mental et de la crainte de voir revenir la douleur, il ne put avoir une érection. Le lendemain, toutefois, il réussit mieux, sans douleur cette fois, et avec éjaculation normale.

Cet état semble présenter quelque analogie avec

le spasme de l'urèthre qui s'observe parfois chez les personnes nerveuses et qui les empêche d'uriner quand elles en ont le désir particulièrement vif. Elles restent là parfois une heure entière, avec la vessie presque pleine, faisant tous leurs efforts pour la vider et ne pouvant en expulser une seule goutte.

Il rappelle encore en quelques points l'état dénommé par sir James Paget [1] : «bégayement des organes urinaires»; mais les cas qu'il relate et les remarques dont il les accompagne ont uniquement trait à la vessie.

«Le bégayement des organes urinaires n'est point rare, et on peut le connaître en observant parfois chez la même personne le parallélisme exact entre la difficulté à uriner et la difficulté à expulser l'air dans le bégayement ordinaire. Le patient peut souvent expulser son urine sans la moindre difficulté, surtout aux heures et lieux auxquels il est habitué, et dans ce cas le jet est plein et vigoureux. Mais à d'autres moments, il est aussi embarrassé que s'il était atteint d'un fort rétrécissement uréthral. Il ne peut uriner une seule goutte, ou bien, après quelques gouttes, vient un pénible temps d'arrêt, et plus il fait d'efforts, moins il réussit, et alors il peut survenir une rétention complète avec distension de la vessie. Par leurs caractères, ces cas peuvent rappeler de très près un de ces cas ordinaires de rétrécissement dit congestif, où le rapide gonflement de la muqueuse rétrécit ou bouche la partie la moins

---

[1] *Surgical Lectures and Essays.* New-York, 1875, p. 77.

distensible du canal. Mais les circonstances où se présentent les difficultés chez les deux patients sont très différentes.

« Le bégayement vésical se produit avec les mêmes caractères que le bégayement vocal. Il est peu de bégayeurs qui ne puissent parler ou lire couramment quand ils sont seuls ou se trouvent avec leurs intimes, ou quand ils ne font point attention à leur manière de parler. Leur mal est au pire degré quand ils se trouvent avec des étrangers ou avec des personnes, et dans des lieux qui sont associés dans leur esprit avec l'idée du bégayement. Il en est de même pour la vessie et l'urèthre. Un patient m'a déclaré que bien que d'habitude il urinât bien, il était une personne avec laquelle il ne se serait pour rien au monde promené, parce qu'une fois qu'il se trouvait avec elle, il avait eu besoin d'uriner, s'y était essayé et avait échoué. Son expérience des effets, dus à cette association d'idées, faisait qu'il était assuré que, dans les mêmes circonstances, la même détresse l'accablerait avec plus d'intensité. Un autre, un *clergyman*, se sondait toujours avant de monter en chaire. Il avait souvent des désordres nerveux du côté de la vessie, et ayant à diverses reprises éprouvé durant son sermon un besoin extrême d'uriner, il s'était, après la cérémonie, trouvé incapable d'expulser une seule goutte. Il disait être certain que s'il montait en chaire sans être sûr que sa vessie était vide, assurance que lui fournissait sa sonde (un n° 12), qui passait facilement, il éprouverait le besoin d'uriner et aurait ensuite une rétention. De même qu'un bégayeur pouvait être inca-

pable de prononcer un mot, il pouvait être hors
d'état de fournir une goutte d'urine. Un autre patient a raconté comment il s'était vu obligé d'avoir
recours à toutes sortes de subterfuges pour amener
une association d'idées ou d'actes qui réussissait le
mieux à lui faire vider sa vessie. Il lui faut marcher de long en large dans sa chambre, s'arrêter et
s'asseoir en quelque lieu très retiré, position dont il
a l'habitude, et il faut ensuite qu'il prenne bien
garde à ne pas s'occuper trop ou trop peu de ce qu'il
a à faire et laisse s'écouler son urine en y prêtant le
moins d'attention possible. »

Je crois que Sir James a tort de placer le siège de
ce désordre dans la vessie. Il est certainement dû à
un spasme des fibres lisses de l'urèthre, et du constricteur de l'urèthre. Le spasme ressemble absolument à celui que provoque chez certains individus
nerveux le passage d'une bougie. Le canal se ferme
au devant de la pointe de celle-ci, mais une pression
douce et continue exercée pendant quelques minutes
vient généralement à bout de l'obstacle. Ce qui est
remarquable — et le fait a été observé par tous les
médecins et chirurgiens — c'est que certaines in-
fluences mentales et associations d'idées suffisent à
provoquer cet état. J'ai connu des hommes qui ne
pouvaient uriner quand on les en priait, à moins
qu'on ne laissât couler l'eau de l'urinoir en même
temps, de façon à éveiller en eux l'idée d'un écoulement. Le fait est commun et est assez généralement
connu. Je me rappelle que, étant jeune étudiant, j'ai
été témoin d'un pari entre deux hommes, l'un d'eux
pariant que l'autre ne pourrait pas uriner dans le

chapeau du premier. Un cercle de curieux se forma
autour de l'individu désireux d'exhiber ses capaci-
tés. Sa vessie était pleine, disait-il. Il se prépara,
tint le chapeau de son adversaire à la main, mais
pas une goutte ne vint, et plus les spectateurs riaient
et applaudissaient, plus il s'efforçait, et plus il semblait incapable. A la fin, le temps — une demi-heure
— s'écoula, et il perdit son pari, n'ayant pu évacuer
une seule goutte. Cinq minutes plus tard, dans une
ruelle solitaire, il évacua plus d'une pinte.

Ceci nous rappelle d'une façon très pressante certains états d'impuissance dont il a été question au
chapitre précédent, et où certaines associations
d'idées sont nécessaires à l'exécution physiologique
de l'acte sexuel.

Au sujet de l'absence d'éjaculation, à laquelle
s'appliquent les remarques qui précèdent, il faut
noter que cet état a été confondu avec un autre,
l'aspermatisme, dont il va être question plus loin,
mais qui en diffère totalement.

L'éjaculation peut faire défaut par *paralysie du
constricteur de l'urèthre*, état dans lequel, bien que
le sperme passe dans l'urèthre, il n'est point éjaculé
par le méat, mais s'en écoule lentement quelque
temps après. Acton considère cet état comme dû à
un manque de simultanéité d'action des différents
facteurs de l'orgasme ; mais il est très évident que
l'explication que j'ai donnée est l'interprétation cor-
recte. Je me suis assuré, dans différents cas, par
exemple dans celui qui suit, du fait que le sperme
pénètre dans l'urèthre au moment de l'orgasme.
Un homme qui s'était longtemps adonné à des tra-

vaux littéraires, et dont les habitudes étaient sédentaires, devint la proie de l'irritation spinale. Il me
vint consulter quelques jours avant de se marier,
et je constatai de la sensibilité au niveau des apophyses épineuses des vertèbres dorsales inférieures
et lombaires, avec grande faiblesse musculaire des
extrémités inférieures. Il avait eu parfois des pertes
nocturnes, n'avait jamais pratiqué l'acte sexuel, et
niait énergiquement les pratiques onanistiques.
Comme il était à la veille de son mariage, il préférait
attendre que celui-ci eût été accompli avant de se
soumettre à quelque traitement actif. Je m'en tins
donc à la prescription d'un tonique alcalin. Un mois
après il me revint, et m'apprit que bien qu'il eût eu
des érections et bien qu'autant il en pouvait juger,
l'orgasme sexuel fût complet, il ne s'était produit
aucune émission séminale durant l'acte sexuel. Mais
après celui-ci, le sperme commençait à s'écouler et
continuait à sortir lentement durant des heures.
Il avait vu qu'en pressant le trajet de l'urèthre avec
ses doigts, sur la face ventrale du pénis, il accélé-
rait l'écoulement.

En introduisant une sonde, je vis que l'urèthre
était normale en ce qui concerne le calibre et la
sensibilité, et ne pus découvrir aucune cause, si ce
n'est la possibilité d'une paralysie des muscles éjaculateurs. Je le traitai par le galvanisme et le faradisme à l'intérieur, avec révulsion spinale, et à l'intérieur, la quinine et la strychnine. Au bout de deux
mois il commença à se remettre, mais une année
s'écoula avant que l'éjaculation se produisît avec
quelque force.

J'ai vu nombre de cas analogues au précédent, mais moins prononcés, chez des hommes avancés en âge, chez qui les émissions, bien que présentes, étaient incomplètes, le sperme restant en partie, souvent dans la proportion de plus des deux tiers, dans l'urèthre, et s'en échappant peu à peu pendant une heure environ. Ces cas sont généralement améliorés par l'électricité, mais il arrive parfois qu'ils résistent à toute thérapeutique.

Acton [1] cite le cas suivant qui s'est présenté dans sa pratique. « Le patient était Américain de naissance. L'érection était parfaite, mais l'éjaculation ne se produisait pas. Quand l'érection cessait, il y avait parfois un léger écoulement de l'urèthre. Chose étrange, ce patient avait des éjaculations nocturnes une ou deux fois par semaine. Les testicules étaient petits. Peu de temps auparavant on l'avait opéré du varicocèle sans bon résultat. Il avait aussi été cautérisé. Il existait un léger rétrécissement, ainsi que l'on s'en assura avec la sonde à renflement, mais les bougies coniques passaient avec facilité. Dans ce cas, il n'y avait en apparence qu'un manque de coordination chronologique entre l'éjaculation et l'érection, l'une et l'autre étant parfaites, mais se présentant isolément. »

Un examen très superficiel de ce cas, tel qu'il est rapporté, suffit à montrer que l'explication de M. Acton (*op. cit.*, p. 340) est inexacte. Si l'éjaculation avait été parfaite, le patient eût eu son sperme

---

[1] *The Functions and Disorders of the Reproductive Organs*, etc. 4e édition américaine. Philadelphie, 1875, p. 223.

expulsé à la manière normale, au lieu de s'écouler lentement de la façon indiquée. Toutefois il y avait là un état où, comme dans le cas relaté par moi, l'éjaculation se produisait sans qu'il y eût assez de force dans les muscles pour projeter la semence jusqu'à l'orifice de l'urèthre.

MM. Grimaud de Caux et Martin Saint-Ange se sont fait une notion précise des cas de ce genre, comme on le peut voir par la citation suivante de leur ouvrage :

« Comme nous l'avons vu, il y a, en rapport avec le pénis, certains muscles dont quelques-uns, comme les deux ischio-caverneux, sont en relation avec les phénomènes de l'érection, et servent à diriger l'organe durant l'acte copulateur; et d'autres, comme le bulbo-caverneux et le constricteur, compriment le canal de l'urèthre et, de cette manière, accélèrent l'écoulement du sperme de façon à produire l'éjaculation. Il arrive souvent que ces muscles sont paralysés ou que leur irritabilité est éteinte. L'une et l'autre de ces conditions font que les érections sont incomplètes et que la copulation devient impossible, ou encore, plus souvent, elles font que l'érection s'étant produite, le sperme qui n'a pas déjà été soumis à l'action en question, n'est point éjaculé de la manière physiologique accoutumée. »

Il est certes assez dur d'être atteint de cet état en tant que maladie; mais il est pire encore de le créer artificiellement, comme je l'ai vu dans certains cas.

Les auteurs qui viennent d'être cités déclarent qu'il n'est point rare que des femmes, désireuses d'éviter la fécondation, pressent, durant la copulation, sur l'urèthre de l'homme juste au niveau du *veru montanum* de façon à empêcher le passage du sperme dans le canal, et à l'obliger à refluer vers la vessie. Avec le temps, comme elles l'indiquent invariablement, l'urèthre acquiert l'habitude qui lui a été imposée et le sperme passe toujours, en toutes circonstances, dans la vessie, le sujet devenant donc non seulement incapable de copulation physiologique, mais stérile.

Je suis certain que cette habitude est fort répandue aujourd'hui aux États-Unis; mais il est une autre coutume que l'on rencontre parfois et dont les effets sont peut-être pires encore à la longue : c'est la coutume de porter, durant la copulation, un anneau en caoutchouc autour du pénis de façon à comprimer l'urèthre et à empêcher l'émission de la semence. J'ai rencontré trois cas de ce genre, et le résultat fut que l'individu, dans chaque cas, devint stérile par le fait que la semence passait invariablement dans la vessie, même après que l'anneau n'était plus employé. Dans un de ces cas le patient, un homme marié, avait revêtu l'anneau à chaque acte conjugal, sa femme ne voulant pas avoir d'enfants. Après plus de dix ans de mariage, il perdit sa femme et, deux ou trois ans après, se remaria. Cette fois, sa femme et lui eussent désiré des enfants, mais la fécondation était impossible, aucune éjaculation ne se produisant, et la semence refluant en entier vers la vessie. La semence existait : on la découvrait à l'examen microscopique.

Les deux autres cas me furent offerts par des jeunes gens qui avaient adopté ce moyen pour en-

tretenir, sans périls, certaines relations illicites
qu'ils avaient formées, mais chez tous deux la condition résultante, de même que dans le cas précédent, devint permanente. La modification anato-
mique qui se produit dans ces cas n'est pas exactement connue. Je suis tenté de croire toutefois
que la pression exercée change la direction des
canaux séminaux de telle façon que les orifices regardent en arrière, vers la vessie, et non en avant,
vers le méat.

Une condition de ce genre pourrait être déterminée par une hypertrophie de la prostate, mais je
n'ai point rencontré d'exemples de la sorte dans
ma pratique.

L'éjaculation peut, si étrange que cela puisse
sembler, être rendue absolument impossible par
une érection extrême. Un seul exemple de ce genre
s'est offert à moi, et je n'en connais qu'un seul autre
du même ordre qui ait été publié. Ce dernier, rapporté par Roubaud [1], d'après Cockburn, est le suivant.

Un patricien de Venise épousa une jeune fille
avec qui ses relations conjugales étaient parfaitement satisfaisantes, si ce n'est à un seul point de vue,
le plus essentiel de tous : il n'y avait pas la moindre
éjaculation. Durant le sommeil qui suivait ses échecs,
il avait des rêves lascifs avec éjaculation, mais
celle-ci n'avait jamais lieu durant la copulation.
Toutes sortes de remèdes furent employés sans résultat, et enfin les ambassadeurs de la république

[1] *Op. cit.*, p. 188.

de Venise auprès des différentes cours européennes
furent chargés de consulter les plus célèbres médecins à l'égard de ce cas. Cockburn fut consulté,
entre autres, et il attribua la difficulté à une érection trop vigoureuse qui rapprochait l'une de l'autre
les parois de l'urèthre. Durant les rêves lascifs qui
se produisaient, l'érection étant moins forte, l'éjaculation pouvait se produire.

Dans le cas que j'ai observé, il s'agissait d'un
homme de quarante ans environ, célibataire, nullement excessif en matière sexuelle, avant la circonstance dont il s'agit, et qui noua des relations avec
une fort jolie jeune femme qui exigea beaucoup de
sa virilité. Après la première relation, il n'en avait
jamais une seconde sans que l'érection fût remar-
quablement vigoureuse et durât parfois une heure
après la fin de l'acte. Durant ces rapports, pas une
goutte de semence ne franchissait le méat; il n'y
avait pas non plus, autant que je pus m'en assurer,
de passage de la semence vers la vessie. Ce semblait
être un cas de ce que Roubaud a appelé l'aspermatisme, état où il n'y a point de semence, ou du moins
où la semence ne pénètre pas dans l'urèthre.

Le patient ne présentait point de priapisme, car
il y avait excès de désir et, en apparence, excès de
puissance; il n'avait d'érections que lorsqu'il se
trouvait avec sa maîtresse. Les choses avaient marché de cette façon durant plusieurs semaines quand,
craignant que quelque maladie ne pût être la conséquence de cet état, il vint se confier à mes soins.
Je me contentai de prescrire le bromure de sodium
(2 grammes, trois fois par jour) pendant une se-

maine, et le mal disparut peu à peu au bout de ce temps.

Le priapisme peut conduire à un résultat analogue à celui qui fut la conséquence du cas rapporté par Lallemand [1], cas où il s'agissait d'un soldat qui, tombant sur son sacrum d'une certaine hauteur, fut atteint d'érections permanentes, sans désirs, qu'aucun acte sexuel ou onanistique, même réitéré, ne suffisait à dissiper, et où l'orgasme ne s'accompagnait d'aucune éjaculation.

Relativement à la condition qu'il a très heureusement désignée sous le nom d'aspermatisme, et dont les cas précédents sont des exemples, Roubaud cite le cas qui suit, et qu'il a pu personnellement observer.

« Un jeune homme âgé de vingt ans, de bonne santé et de tempérament sanguin, me consulta dans les circonstances que voici : « Je n'ai, dit le patient,
« aucune difficulté à obtenir l'érection ; mes désirs
« sexuels sont suffisamment vifs, mais je n'ai jamais
« éprouvé les plaisirs de l'amour. L'intromission
« du pénis dans le vagin d'une femme se fait sans
« difficulté et sans douleur ; mais, ceci fait, je ne
« puis, quelques efforts que je fasse, éprouver les
« sensations voluptueuses dont parlent mes amis.
« Après une période plus ou moins longue d'efforts
« inutiles durant lesquels j'appelle à moi toutes les
« ressources de mon imagination et de mon énergie
« amoureuse, je me fatigue ; et, mon pénis, partici-

---

[1] *Des pertes séminales involontaires.* Montpellier, 1836-42, II, p. 64.

« pant à mon état général, devient flasque sans
« que j'aie pu obtenir une éjaculation. »

« Dans l'examen que j'ai fait de ce jeune homme
je me suis assuré que l'éjaculation ne s'est jamais
produite à l'état de veille soit par onanisme, soit
par copulation ; mais que parfois, durant le sommeil, sous l'influence de rêves lascifs, ou sans
rêves, il y a eu émission de semence. Toutefois il
est un fait singulier à noter à l'égard de ce phénomène. Si, pour une cause quelconque, le patient
s'éveille durant l'éjaculation, le processus s'arrête
immédiatement, de telle sorte qu'il n'a jamais pu se
faire une idée du plaisir de l'amour. »

Roubaud attribue, avec grande raison, ce me
semble, les faits de ce genre et d'autres analogues, à
un état spasmodique des conduits éjaculateurs grâce
auquel leurs orifices se ferment et le passage de la
semence dans l'urèthre devient impossible. Il n'y a
donc pas accumulation de ce fluide dans l'urèthre,
ni reflux vers la vessie. Comme traitement, il recommande les antispasmodiques, considérant cet
état comme dû à une ardeur vénérienne excessive.
On ne peut rien prescrire de meilleur que certains
bromures à haute dose, avec galvanisme à l'intérieur, employé de la manière qu'il a été exposé
plus haut.

Dans d'autres cas, les conduits séminaux peuvent
avoir été oblitérés par un processus inflammatoire,
ce dernier étant parfois sans doute occasionné par
la cautérisation d'après la méthode de Lallemand
dont Grimaud de Caux et Martin Saint-Ange (*op.
cit.*, p. 339) disent que « la cautérisation à la mode

13.

européenne produit plus d'eunuques que ne le fait
la polygamie orientale.

Anomalies du prépuce. — Le phimosis peut être
suffisamment intense pour empêcher l'éjaculation,
sans compter qu'il nuit très fortement au développement plein du plaisir qui accompagne l'acte copulateur. Dans ce cas, l'accroissement du pénis durant
l'érection, joint à la résistance d'un prépuce étroit,
détermine une occlusion de l'urèthre, et le liquide
séminal n'est point éjaculé avant le moment où survient la flaccidité. Je n'ai rencontré que trois cas de
ce genre, mais je ne crois pas qu'ils soient très rares.
Dans un de mes cas le patient, un homme de rang
élevé d'un État voisin, avait acquis l'affection graduellement durant les deux ou trois années précé-
dentes, bien qu'il n'eût jamais eu de gonorrhée, de
balanite ou d'inflammation préputiale quelconque.
A l'état flasque, il n'y avait aucun obstacle au libre
passage de l'urine, mais dès qu'il y avait érection,
les choses allaient autrement, et durant l'orgasme
sexuel, bien qu'il n'y eût point de douleur, la sensation ordinaire de plaisir était fort diminuée, et il
n'y avait point d'émission avant la cessation de
l'érection. Je le traitai avec un plein succès par la
circoncision.

Dans l'autre cas, il s'agissait d'un jeune homme
sur le point de se marier, et qui avait le prépuce
étroit depuis son enfance. Jamais d'onanisme, jamais de pertes nocturnes à sa connaissance ; mais
avant de me venir voir il avait été offrir ses hom-
mages à une femme de façon à s'assurer s'il était,

oui ou non, capable d'exécuter l'acte sexuel, ayant à ce sujet quelques doutes, par suite de ce que lui avait dit un de ses amis médicaux.

Il vint me dire qu'il avait besoin de quelque intervention, l'éjaculation ne se faisant point durant la copulation. A l'examen, je vis qu'il était impossible de tirer le prépuce en arrière, et que le gland était sensiblement plus petit qu'il n'eût dû l'être. Je conseillai une opération à laquelle il consentit aussitôt, et je n'entendis plus ses plaintes.

L'état dont il s'agit, bien qu'il en ait été longuement parlé dans ses autres relations par ceux qui se sont occupés de la question, ne paraît pas avoir attiré l'attention en tant que cause d'impuissance. Son effet atténuant ou destructif sur la sensation normale de plaisir provoqué par la copulation mérite mieux d'être considéré dans le chapitre suivant.

Le *gland* peut être le siège d'une anesthésie telle qu'elle nuit très effectivement à la production de l'orgasme et de l'éjaculation. Cette condition a été citée comme une cause d'érection défectueuse, mais il est une autre variété qui ne diffère peut-être que par le degré, où l'érection est suffisamment forte, où l'acte copulateur peut être commencé, mais où, malgré tous les efforts, il n'y a point d'orgasme. Cet état est dû à l'anesthésie, probablement aux impressions tactiles et thermiques à la fois. C'est du moins ce que j'ai observé dans les cas que j'ai rencontrés.

A la suite d'expériences nombreuses, je me suis assuré que dans l'état normal de flaccidité, le gland possède à peu près le quart de la sensibilité tactile du bout de l'index. Sur ce doigt, les deux pointes de l'esthésiomètre peuvent être distinguées à la distance d'un douzième de pouce (le pouce est égal à 25 millimètres) ; tandis qu'au gland elles ne peuvent être distinguées qu'à un intervalle égal ou supérieur à quatre douzièmes de pouce. Durant l'érection, la sensibilité s'exalte à tel point que les deux pointes sont distinguées aisément à l'intervalle de deux douzièmes de pouce. J'imagine que durant l'orgasme le sensibilité s'accroît encore.

Dans le cas dont je parle, par contre, où la friction du gland contre les parois du vagin ne suffit pas à déterminer l'orgasme, j'ai vu que les pointes de l'esthésiomètre ont besoin d'être écartées de sept douzièmes de pouce avant de fournir deux impressions distinctes durant la flaccidité du pénis, et durant l'érection, la sensibilité ne devient guère plus fine; dans la plupart des cas — bien que parfois d'une façon peu nette — le sujet distingue les pointes à cinq douzièmes de pouce d'intervalle.

En outre, à l'état sain du pénis flasque, il est très aisé de distinguer les différences de 5 à 6 degrés, et à l'érection, on apprécie des différences moitié moindres. Mais dans l'état anesthésique du pénis flasque, le sujet ne put distinguer un verre rempli d'eau à 98 degrés (Fahrenheit) d'un verre rempli d'eau à 108 degrés. A l'état d'érection, l'eau à 98 degrés ne pouvait être distinguée de l'eau à 105 degrés, bien que la différence se fît quand l'eau était à 106 degrés.

Dans l'état dont il s'agit, il y a donc certainement, à mon avis, de l'anesthésie.

L'électricité, sous une forme quelconque, suffit à guérir cette déviation de l'état normal. Le franklinisme doit être préféré, mais si l'on ne peut l'employer, l'une ou l'autre, les deux variétés qui restent peuvent être utilisées de la manière indiquée au chapitre précédent.

L'*Hypéresthésie* du gland peut être suffisante pour déterminer l'éjaculation et l'orgasme avant qu'il y ait intromission. A ce degré, c'est une cause d'impuissance véritable. Le plus souvent cet état est dû à des excès sexuels ou onanistiques, et le gland se trouve en proie à une irritabilité telle que les actes réflexes nécessaires à la production de l'orgasme se produisent à la moindre excitation. Ce trouble, aussi bien que l'anesthésie, a été déjà considéré, à un autre point de vue, dans un chapitre précédent. Il nous suffira de l'envisager ici, non comme cause d'impuissance, comme dans les cas où la friction contre les vêtements, même sans excitation sexuelle, suffit à produire une éjaculation sans qu'il se produise presque le moindre autre signe de l'orgasme, mais comme cause d'impuissance quand se font des tentatives de copulation et quand l'éjaculation se fait hors du vagin. Naturellement, au point de vue pathologique, les deux conditions sont presque identiques, celles dont il s'agit maintenant n'étant qu'une phase précédant l'autre.

Comme traitement, j'ai vu que les bromures à l'intérieur et les lotions avec une solution aqueuse d'acide tannique (60 centigrammes pour 30 gr.

d'eau) constituent la meilleure thérapeutique, la
continence durant quelques mois étant un adjuvant
nécessaire. L'action de l'acide tannique est de diminuer la sensibilité des extrémités terminales des
nerfs dans le gland, et de les rendre moins excitables aux excitations légères. Parfois le mal est
difficile à guérir, et s'il n'est pris à temps il passe
aisément à cette phase plus avancée où les frictions
sans excitation vénérienne suffisent à déterminer
une émission.

En dehors des vices de conformation et des maladies dont il vient d'être parlé, le pénis peut être le
siège de différentes affections qui empêchent l'intromission et sont, par suite, des causes d'impuissance.

Ces cas sont toutefois rares, et cela parce que le
patient consulte généralement un chirurgien qui
fait l'opération nécessaire avant que les choses en
soient venues à ce point.

LES TESTICULES. — Les maladies des testicules
conduisent plutôt à la stérilité qu'à l'impuissance ;
parfois, cependant, les deux conditions se présentent. Il y a lieu de les considérer ici dans la mesure
où elles déterminent l'impuissance avec ou sans stérilité.

Absence des testicules.— L'absence complète con-
génitale des testicules n'existe probablement pas,
bien que de nombreux cas de ce genre aient été rapportés par les anciens auteurs. C'est ainsi que Cabrol
(cité par Roubaud, *op. cit.*, p. 543) rapporte le cas

d'un jeune homme qui fut pendu pour vol à Montpellier et dont il opéra l'autopsie.

« Entre autres choses, dit-il, la plus curieuse fut qu'il n'y avait nulle part de testicules, ni extérieurement ni intérieurement, bien que nous trouvâmes ses vésicules aussi pleines de semence que celles de tout homme que j'eusse examiné. Ce fait étonna tous ceux qui assistèrent à l'autopsie. »

Il est maintenant généralement admis que quand les testicules ne se trouvent pas dans le scrotum, ils sont retenus dans les canaux inguinaux ou dans la cavité abdominale. Dans les cas de ce genre, ils sont généralement atrophiés, et la puissance sexuelle du sujet est matériellement fort diminuée. Quand un seul testicule a été arrêté dans sa descente vers le scrotum, l'aptitude à la copulation n'est généralement pas diminuée d'une façon marquée ; mais quand tous deux l'ont été, presque invariablement le sujet n'a ni désirs, ni puissance, ni orgasme, ni éjaculation. En fait, à bien des points de vue, il revêt les attributs physiques et psychiques de la femme. Ces phénomènes sont dus, non à l'absence originelle des organes, mais au fait qu'en raison de la situation anormale qu'ils occupent, ils n'ont pas subi le développement qui se produit à la puberté, et ne peuvent sécréter de la semence. En outre, les organes souffrent d'une atrophie positive, comme le fait d'ailleurs tout organe dont le développement est arrêté pour une cause ou une autre.

Mais si, après la puberté, ou même un peu avant cette période, un homme est privé de ses testicules, bien que la stérilité soit la conséquence naturelle, l'impuissance ne se produit pas toujours d'une façon aussi absolue. Comme nous l'avons dit dans le chapitre immédiatement précédent, le désir peut exister. Il est également sûr que dans certains cas rares il peut y avoir érection et aptitude à l'intromission, avec éjaculation d'un liquide composé de la sécrétion prostatique, de celle des glandes de Cowper, de mucus uréthral, etc., chez des sujets privés de leurs testicules. Dans certains cas il y a un léger orgasme avec un certain degré de sensation voluptueuse. C'est ainsi que sir Astley Cooper [1] fit l'ablation des deux testicules, et quatre jours après le patient eut par le méat un écoulement ressemblant au fluide séminal.

« Pendant les douze premiers mois environ, il déclara présenter une éjaculation durant le coït, ou avoir la sensation de l'émission. Puis il eut l'érection et la copulation à intervalles éloignés, mais sans la sensation d'émission. Au bout de deux ans, il eut rarement des érections, et elles étaient fort imparfaites, et cessaient généralement aussitôt après la tentative de coït. Dix ans après l'opération, il déclara n'avoir eu, au cours de l'année précédente, qu'un seul rapprochement sexuel.

« Vingt-huit ans après l'opération il déclara que depuis des années il n'avait que rarement des érections, qu'elles étaient imparfaites, qu'à dater de l'année qui suivit l'opération, les émissions firent défaut, que depuis nombre d'années il n'avait tenté l'acte sexuel que peu de fois, et sans succès,

---

[1] *Diseases of the Testes.* Londres.

et qu'une ou deux fois il avait eu des désirs et des sensations d'éjaculation en rêve, mais sans la moindre réalité de cette dernière. Le pénis était ratatiné et atrophié. Il se rasait une fois, rarement deux fois par semaine. Sa voix, naturellement faible, était restée ce qu'elle était au moment de l'opération. »

Toutefois les cas de ce genre sont exceptionnels, et bien que dans l'Est les chefs eunuques puissent avoir des harems et éprouver l'ombre du désir, il n'est pas le moins du monde probable qu'ils obéissent à un sentiment autre que le désir de faire étalage de leurs richesses.

Arrêt de développement des testicules. — Après avoir pénétré dans le scrotum, les testicules peuvent à toute période de l'enfance, c'est-à-dire avant la puberté, cesser de croître, ou du moins ne pas gagner en volume ou en tendances fonctionnelles aussi rapidement qu'ils le devraient faire.

Règle générale, cet état, s'il est accentué, passe à l'impuissance complète; mais il est des cas où, malgré le non-développement des organes, la copulation a été commencée et, sous son influence, les organes se sont accrus jusqu'à atteindre presque les dimensions normales. C'est ainsi que Wilson[1] rapporte le cas d'un *gentleman* âgé de vingt-six ans, qui vint le consulter sur la question de savoir s'il pouvait se marier. A l'examen on découvrit que son pénis et ses testicules avaient les dimensions qu'ils

[1] *Lectures on the Urinary and Genital Organs.* Londres, p. 424.

présentent chez un enfant de huit ans. Jamais il
n'avait éprouvé de désirs sexuels jusqu'au moment
où il rencontra la dame qu'il désirait épouser ; alors
il eut des érections et des pertes nocturnes. Il se
maria, et eut plusieurs enfants, et deux ans plus
tard ses testicules avaient presque les dimensions
qu'ils ont chez l'adulte.

Mais les cas de ce genre sont tout à fait exceptionnels. Je n'en ai jamais rencontré. D'autre part, j'ai
été maintes fois consulté par des sujets qui présentaient un arrêt de développement des testicules,
arrêt qui n'était point excessif, qui se produisait
vers l'âge de la puberté, et qui laissait un certain
degré de puissance sexuelle que l'on pouvait encore
élever grâce à des mesures thérapeutiques appropriées. De tels cas, abandonnés à eux-mêmes, surtout avec les habitudes d'onanisme ou les autres
excès sexuels auxquels s'adonnent les patients, se
terminent presque certainement par l'atrophie active
et l'impuissance complète.

Mais, en corrigeant les habitudes, en adminis-
trant l'huile de foie de morue, les hypophosphites
ou le phosphore, avec une alimentation complète et
nourrissante, et surtout en employant l'électricité
sous forme de galvanisation des testicules de la manière indiquée, il n'est pas bien difficile de soulager
le malade. Mais pour obtenir ce résultat, il est
essentiel qu'il subsiste quelque désir ou puissance.
Si tous deux ont entièrement disparu, il ne sert de
rien de traiter le sujet : son cas est désespéré.

L'*atrophie des testicules* est, quand elle s'est une
fois installée, une cause d'impuissance contre la-

quelle il n'existe point d'armes connues. Au début,
si l'on peut reconnaître la cause et l'éloigner, il y a
quelque espoir d'enrayer le processus de dégénérescence. Le poids moyen de testicules adultes est
d'environ 20 grammes, mais il est difficile, sinon
impossible, de déterminer ce poids, même d'une
façon approximative chez le vivant. Toutefois un
testicule pesant moins de 11 grammes est certainement atrophié; mais sur ce point, on doit s'adresser
encore et surtout au volume et à la consistance de
la glande.

La cause la plus fréquente d'atrophie testiculaire
est l'orchite, et surtout d'après mon expérience,
l'orchite qui suit les oreillons.

L'inflammation testiculaire consécutive à la gonorrhée n'est généralement pas centrale, et il y a
moins de chances pour qu'elle soit suivie d'atrophie. Les coups et les lésions, en général, sont toutefois des causes assez fréquentes d'atrophie, en
raison de l'inflammation qu'ils déterminent.

Les blessures ou maladies du cerveau ou de la
moelle épinière sont parfois suivies de l'atrophie des
testicules. Les auteurs ont cité nombre de faits de
ce genre et j'en ai moi-même observé plusieurs.
Dans l'un d'eux, un homme reçut sur la région
occipitale un coup, et bien que la blessure ne fût
point très grave, il survint de l'atrophie testiculaire. Dans ce cas, la dégénérescence se fit avec une
telle rapidité qu'au bout de deux mois, il ne restait
dans le scrotum que deux masses d'une substance
molle amorphe.

Dans un autre cas, il s'agissait d'un homme qui

tomba d'un talus d'une hauteur de plus de 15 pieds
et vint frapper de la tête sur la terre. Il avait perdu
connaissance, mais se remit bientôt des effets immédiats de l'accident. Six mois plus tard, il vint à
moi et je vis que les deux testicules avaient presque
entièrement disparu.

Au chapitre précédent, j'ai cité plusieurs exemples de lésion cérébelleuse suivie d'atrophie testiculaire et d'impuissance. Dans certaines *lésions de la
moelle*, il peut se produire une atrophie des testicules. On a relaté des cas où des coups sur la nuque
et sur la région lombaire ont amené ce résultat.

J'en ai observé deux dans ce genre il y a plusieurs
années. Dans l'un d'eux, il s'agissait d'un dragon
.qui tomba du grenier d'une écurie et vint frapper
par la partie inférieure de la colonne vertébrale
sur la cloison de séparation entre deux stalles. Immédiatement il y eut paraplégie, et peu de jours
après, les testicules commencèrent à s'atrophier.

En moins de trois semaines, on n'en sentait plus
le moindre vestige.

Dans l'autre cas, un homme reçut une blessure
dans une rixe de rue, la balle venant raser l'apophyse épineuse de la quatrième vertébre lombaire,
et enlevant 1 centimètre 1/4 de cette apophyse sans
produire d'autre lésion. Il ne se produisit aucun
autre trouble que l'atrophie des testicules qui commença peu après, et qui, au bout de quatre ou cinq
mois, était devenue complète.

Les *maladies de la moelle épinière* sont parfois
accompagnées ou suivies d'atrophie testiculaire,
mais comme il a été déjà question de ceci au cha-

pitre précédent, il est inutile d'y revenir, et je
me contenterai de signaler que, dans quelques
cas de maladies organiques de la moelle épinière,
dans les maladies où il y a une vive excitabilité réflexe, comme dans la sclérose antéro-latérale et dans
quelques cas de congestion, j'ai vu se produire une
atrophie marquée des testicules, bien que les désirs
sexuels persistassent très marqués et que l'aptitude
à l'intromission fût maintenue. Dans un cas de ce
genre, un cas de sclérose latérale, il était impossible
de découvrir les testicules, et en même temps le patient était sujet aux désirs les plus effrénés, avec
érection, que la copulation et l'onanisme réitérés
ne pouvaient arriver à calmer. Cet état s'apaisa
sous l'influence de plusieurs doses de bromure de
sodium à la quantité de 6 grammes.

Il n'y a pas lieu de considérer d'une façon spéciale
les autres maladies des testicules. Si ce sont des
affections malignes, il faut pratiquer l'ablation de
l'organe atteint; et même, si elles ne le sont pas, le
traitement est chirurgical encore. Il en est de même
pour les annexes des testicules.

Difformités ou anomalies corporelles.—Le corps
peut être déformé au point de rendre la copulation à
la façon ordinaire impraticable, en raison de l'impossibilité à mettre le pénis en rapports étroits avec
le vagin. Certaines maladies de la moelle épinière
peuvent déterminer des rétractions telles des extrémités inférieures que ce résultat se produit. C'est
ainsi que dans un cas de méningite spinale chronique
que j'ai vu, la jambe droite était fléchie au degré

extrême sur la cuisse, et celle-ci était fléchie sur le
bassin, de telle façon qu'elle venait au devant de la
partie inférieure de l'abdomen, tandis que du côté
gauche une rétraction similaire existait, mais à un
moindre degré. Tout naturellement, il était impossible au sujet de pratiquer l'acte sexuel selon les
méthodes ordinaires, ou même selon une méthode
quelconque, autant que je pus en juger. Le sujet
avait des désirs sexuels intenses et de fréquentes
émissions, mais la copulation était impossible.

Dans un autre cas, le patient, un jeune homme
marié depuis deux ans environ, devient la proie
d'une sclérose spinale latérale, et, entre autres symptômes, il présenta de violentes contractions toniques
des extrémités inférieures. Ces contractures duraient parfois jusqu'à quinze jours de suite, et durant ce temps-là la copulation était impossible.
Elles n'étaient point douloureuses, et comme ses
désirs étaient vifs et qu'il était fort amoureux de sa
femme, il se lamentait amèrement sur sa condition.
Tandis qu'il était dans cet état, les jambes étaient
fortement fléchies sur l'abdomen, et en même temps
en adduction extrême. Maintes tentatives de copulation furent faites, mais la situation était telle qu'il
fut impossible d'obtenir l'intromission. Au début, il
y eut de fréquentes périodes de répit durant lesquelles la contraction disparaissait, mais avec le
temps, celle-ci devint permanente, et la cuisse demeura fixée à l'abdomen sur lequel elle appuyait
fortement, rendant la copulation matériellement impossible.

Les *tumeurs* des parties voisines peuvent agir

pareillement, comme le ferait aussi l'éléphantiasis du scrotum.

La *corpulence extrême* a déjà été signalée comme diminuant les désirs et la puissance, mais il reste à en parler comme obstacle physique à la copulation. Il est évident qu'aux hommes à très gros abdomen la copulation est impossible. Parlant de ce sujet, Roubaud s'exprime de la façon suivante (*op. cit.*, p. 205) : « Le sens des convenances et la morale semblent se révolter contre des prescriptions médicales à cet égard, et, pour me justifier, je dois m'appuyer sur l'autorité de Lisfranc » :

« Nous pouvons, dit-il, pour faciliter les choses
« aux gens mariés, permettre les positions qui sont
« les plus agréables. La religion ne s'interpose pas
« quand le but est la multiplication de l'espèce. Il
« est plus contraire à l'esprit des dogmes religieux
« de jouir de plaisirs stériles que de chercher à les
« rendre fructueux par des moyens que la nature et
« l'instinct de tous les animaux indiquent. Qu'on me
« comprenne bien et qu'on ne s'imagine pas que je
« recommande aux gens mariés des postures inven-
« tées par la débauche la plus effrénée et par le
« libertinage qui, loin de guérir la stérilité, la dé-
« terminent. Que ces attitudes trompeuses, qui
« semblent offrir l'image du plaisir aux cœurs flé-
« tris et corrompus, demeurent dans les lieux où
« l'amour n'est jamais entré sans horreur, dans les
« lieux où le plaisir est un monstre auquel on fait
« des sacrifices dans les transports de la folie. —
« L'hymen, plus désireux de donner de l'énergie

« au plaisir que de multiplier les sacrifices exigés,
« bannit de ses mystères tout ce qui peut donner
« de l'ombrage à la pudeur et la décence, car elles
« sont une, quoi qu'en puisse dire le cynique. Toute
« attitude qui tend à soustraire au plaisir les fruits
« qui lui appartiennent est contraire aux lois de
« la nature, et toute position qui diminue les obsta-
« cles à la conception doit être conseillée dans les
« cas où la chose est nécessaire [1]. »

Ce me semble être d'une saine doctrine, et en
accord non seulement avec les lois de la nature,
mais avec celles du sens commun et des convenances. Les médecins sont parfois consultés au
sujet de ces questions, et il est bon qu'ils soient
préparés à donner des conseils qui soient d'accord
avec la physiologie et la pudeur. Sans doute, toutes
les positions autres que celle qui semble être ins-
tinctive chez l'homme sont hostiles à la fécondation ;
mais si cette posture est impossible en raison d'obstacles physiques, il est strictement scientifique de
conseiller celle qui s'éloigne le moins de la position
que la pudeur et la nature indiquent quand leur
choix est libre.

En même temps il convient d'indiquer que certaines postures prises pendant l'acte copulateur sont
au plus haut degré nuisibles et peuvent amener de
très graves affections. A cet égard les citations qui
suivent, empruntées à quelques autorités, ajoute-
ront du poids à cette assertion.

---

[1] *De l'homme et de la femme considérés physiquement dans l'état de mariage.* 1784, t. I, p. 389.

MM. Grimaud de Caux et Martin Saint-Ange s'expriment sur ce point de la façon suivante : [1]

« L'acte génésique absorbe toutes les facultés physiques et morales ; c'est l'acte dans lequel la nature dépense la plus grande somme de vitalité et d'innervation ; c'est une convulsion passagère, une attaque brève d'épilepsie qui, pour un moment, domine toutes les forces musculaires. Il est donc dangereux de s'y adonner sans tenir compte de toutes les conditions individuelles de temps, de circonstances, de lieu et même de position.

« Voyons ce que disent les classiques de la physiologie au sujet de la force musculaire requise pour maintenir le corps en station verticale. D'abord, il y a la tête qui, par son poids, tend à tomber en avant. Il est nécessaire de la maintenir au moyen de muscles qui s'insèrent à sa partie postérieure. Puis il y a la colonne vertébrale qui porte la tête et aussi la poitrine et l'abdomen. Comme la première, ces derniers tendent à tomber en avant et sont de la sorte maintenus en position par la colonne vertébrale. Des muscles, les plus puissants dans toute la mécanique animale, occupent la partie postérieure et inférieure du tronc pour s'opposer à cette tendance ; et il y a encore le bassin qui non seulement porte ses propres organes, mais est chargé encore du poids de la colonne vertébrale et de la tête, et qui, avec tout ce fardeau, n'a pour se supporter que les deux têtes arrondies des fémurs insérées dans des cavités arrondies correspondantes. La situation est

[1] *Histoire de la génération de l'homme.* Paris, 1847, p. 257.

manifestement précaire, car les relations de ces cavités avec la tête des fémurs sont de nature à rendre
chaque mouvement facile d'exécution.

« Nous voyons donc que le tronc n'est maintenu
dans la situation verticale que par le maintien d'un
équilibre parfait, et cet équilibre est le résultat de
la combinaison d'un grand nombre d'actions musculaires. Si la puissance qui agit sur la partie antérieure venait à céder, la colonne vertébrale tombe-
rait aussitôt en arrière, et un même mouvement
en avant se produirait si les puissances postérieures
venaient à manquer. Il n'est pas nécessaire de poursuivre plus loin l'exposé de la mécanique animale,
ce que nous avons dit suffit pour le but que nous
nous proposons. L'on reconnaîtra aisément que,
pour maintenir l'attitude verticale, il est besoin
de l'action coordonnée d'un grand nombre de muscles, et que l'absence d'action de l'un de ceux-ci
conduirait véritablement à une chute. Il est donc
extrêmement imprudent d'exercer dans cette attitude une fonction qui déprime aussi matériellement la force musculaire que le fait l'acte copulateur.

« La position assise présente des inconvénients
moins nombreux, mais tout aussi réels et sérieux.
Dans l'attitude horizontale, au contraire, il n'y a
pas d'effort musculaire, le corps repose de tout son
poids sur le plan qui le supporte, et c'est là l'attitude qui doit être préférée pour l'exécution de l'acte
sexuel. En résumé, l'acte générateur est un acte où
toutes les forces convergent vers un même but, et la
posture couchée est la plus favorable en raison du

fait qu'elle n'absorbe aucune force musculaire et n'impose aux muscles aucune fatigue. »

Sanctorius [1] qui, tout en ayant un certain nombre d'idées absurdes, a énoncé diverses notions saines, s'exprime ainsi qu'il suit :

« La copulation après le repas et debout est douteuse. Après le repas, elle nuit au travail des entrailles; debout, elle absorbe les muscles et en diminue la perspiration bienfaisante. »

Tissot [2] fait les remarques que voici : « Un chirurgien de talent me parla un jour d'un homme qui possédait un singulier goût, et qui sacrifiait aux filles de Vénus appartenant aux couches sociales les plus inférieures, mais seulement quand il pouvait les approcher dans les coins de rues et en posture verticale. Le patient se débilita fort, et eut de vives douleurs dans la région des reins, avec atrophie ou dépérissement des cuisses et jambes, avec paralysie de ces parties. Ces phénomènes parurent dus à l'attitude prise dans l'acte copulateur. Il mourut après avoir été six mois alité, dans un état également bien fait pour inspirer la pitié et la terreur... Quand un sujet perd ses forces par deux voies en même temps, la faiblesse est beaucoup augmentée. Une personne qui se tient debout ou assise a besoin, pour se maintenir dans sa position, surtout quand il s'agit de l'attitude verticale, d'appeler en jeu un très grand nombre de muscles, et ceci affaiblit les esprits animaux. Cela est rendu très évident par le cas des

---

[1] *Medicina statica*, etc., 1676, aphorisme 40.
[2] *L'Onanisme: dissertation sur les maladies produites par la masturbation*. Paris, 1805, p. 88.

personnes faibles qui ne peuvent se tenir debout un instant sans éprouver de la fatigue, et des personnes malades qui ne peuvent même s'asseoir sans qu'il en soit de même. Dans l'attitude couchée, aucune dépense de force n'est nécessaire. Il est très certain que l'acte sexuel, pratiqué dans l'une ou l'autre des attitudes désignées en premier lieu, provoquera un épuisement plus grand que dans le cas où il sera pratiqué dans l'attitude horizontale. »

Au sujet des effets particuliers déterminés par le coït debout, Morgagni [1], Gaulthier de Claubry [2], Leudet [3] et Ollivier d'Angers [4] se sont prononcés d'une façon très catégorique, et ce dernier cite le cas d'un homme qui abusait des plaisirs sexuels auxquels il s'adonnait toujours en station verticale. Toutefois, depuis deux mois, remarquant qu'il se faisait du mal, il se modéra, mais continua à adopter cette posture fatigante. Le résultat fut qu'il fut atteint de congestion médullaire avec ses consé-quences habituelles, paralysie des extrémités infé-rieures, douleurs lombaires, etc.

Carré [5] considère ce facteur comme une des causes de l'ataxie locomotrice : « Les excès vénériens, sur-tout dans la station verticale, agissent de la même manière (en déterminant de la congestion spinale,

---

[1] *Opera* : Ép. 62.

[2] *Journal général de la Société médicale de Paris.*

[3] *Recherches chimiques sur la congestion de la moelle épinière à la suite d'efforts violents. Arch. gén. de médecine*, mars 1863.

[4] *Traité des maladies de la moelle épinière*, 3e édition. Paris, 1837, t. II. Obs. 73, p. 44.

[5] *Nouvelles recherches sur l'ataxie locomotrice.* Paris, 1865, p. 257.

ce qui est le premier pas vers l'ataxie locomotrice).
Dans la posture horizontale, au contraire, l'écoulement du sang est plus facile, et l'effet est moins marqué. Dans ma propre expérience, j'ai souvent vu de
graves désordres suivre la pratique du coït debout.
Dans un de ces cas, le patient, un homme âgé, qui
depuis longtemps opérait de cette façon, fut, durant
l'une de ses séances amoureuses — j'ajouterai que ce
fut la dernière — pris d'un violent tremblement des
deux jambes au moment de l'orgasme, et ce tremblement dura quarante-huit heures sans interruption. Au bout de ce temps, il s'aperçut que ses extrémités inférieures étaient paralysées en partie et
qu'il avait perdu toute puissance sexuelle. Grâce à
la strychnine, il récupéra en grande partie l'usage
de ses jambes, mais il n'a jamais pu, depuis, pratiquer l'acte sexuel.

Dans un autre cas, le patient, qui n'avait jusque-
là jamais employé cette posture, fut induit à pratiquer le coït debout par une femme assez lascive
avec qui il vivait. Le résultat fut une paralysie subite des deux jambes, une syncope qui dura plusieurs
minutes et, après disparition de ces symptômes, une
paralysie partielle des jambes, avec incontinence
d'urine due à l'insuffisance du sphincter vésical. Au
bout de quelques semaines, la guérison survint,
grâce à l'emploi de la strychnine et de l'électricité.
Toutefois, le sphincter de la vessie ne reprit pas
toute sa vigueur, et même après un intervalle de
cinq ans, il est encore faible.

Des remarques qui précèdent on verra que, quoique nous ayons le droit de recommander ou de sanc-

tionner toute posture que des particularités corporelles peuvent rendre nécessaire pour l'accomplissement de l'acte procréateur, toute modification à
l'attitude que la physiologie nous montre comme
étant la plus appropriée s'accompagne de certains
risques, et qu'en dehors des cas spéciaux, il faut
éviter les innovations.

CHAPITRE IV

De l'absence de sensations voluptueuses durant l'acte copulateur et durant l'éjaculation.

Les parties les plus essentielles de l'acte sexuel sont l'éjaculation, et la jouissance qui commence un peu de temps avant le moment de l'éjaculation, pour continuer pendant celle-ci et même un peu de temps après qu'elle a cessé. Cette sensation, qui a son origine dans le gland, ne se limite pas à cette partie du corps, mais s'étend aux régions avoisinantes et, chez certaines personnes, est ressentie comme un frisson voluptueux à travers les membres et la colonne vertébrale. S'il n'y avait ces sensations voluptueuses qu'acquiert l'adulte moyen, il est certain qu'il s'abstiendrait dans une grande mesure, si ce n'est complètement, de l'acte copulateur. Mais il arrive parfois que, tandis que les désirs sont généralement vifs et que la puissance sexuelle ne laisse rien à désirer, l'éjaculation séminale ne s'accompagne pas de plaisir et, parfois, la sensation voluptueuse fait entièrement défaut. Cette absence peut être relative ou absolue : la jouissance peut manquer seulement avec une ou plusieurs femmes, ou bien elle peut manquer toujours, en toute circonstance et avec toute femme.

Il est certain que chez la plupart des hommes les sensations voluptueuses du coït varient beaucoup selon le degré du désir. L'homme qui agit sous l'impulsion de l'amour éprouve un plaisir beaucoup plus grand que lorsqu'il obéit à un simple instinct animal, tel que celui qui le pousse dans les bras d'une prostituée, ou lorsque dans le lit conjugal il accomplit un devoir auquel il se sent astreint, mais souhaiterait de se pouvoir dérober. Dans un cas il y a le désir stimulé par l'amour, et il en résulte que tous les phénomènes physiologiques de l'acte procréateur subissent une grande exaltation; dans l'autre, il y a indifférence sexuelle, et le résultat légitime est, non seulement une volupté réduite au minimum, mais une diminution des autres concomitants de l'acte copulateur.

En pareil cas, la médecine n'a naturellement rien à faire. Il n'y a là rien de pathologique, et, bien que les patients viennent souvent nous voir pour des cas de ce genre sans être au courant de la physiologie du sujet, nous avons fait notre devoir quand nous leurs avons donné quelques renseignements à l'égard des lois de leur être et quelques conseils sur l'influence que pourrait exercer l'émotion de l'amour. En fait, toute la question est entre les mains du patient, à moins toutefois qu'il n'y ait encore autre chose que l'absence de volupté.

Mais, dans l'autre cas, où il y a toujours absence de plaisir vénérien, quelles que soient les conditions dans l'amour ou dans la variété, nous voyons
un état anormal qui appelle une intervention médicale. Dans les exemples dont il s'agit ici, le patient est
poussé par l'affection aussi bien que par la passion
animale, le désir est vif, les excitations sont vigoureuses, et pourtant l'orgasme, parfait à tous les
points de vue, détermine peu ou point de plaisir. Il
y a là quelque chose d'analogue à la perte ou l'affaiblissement de la gustation. La sensibilité tactile de
la langue demeure intacte, mais la faculté gustative
est diminuée ou détruite. Dans l'autre catégorie de
cas, la sensibilité du gland à la friction n'est pas
atteinte, mais ou bien les nerfs que parcourent les
sensations qui devraient donner le plaisir ont subi
une diminution d'impressionnabilité, ou bien il y a
quelque trouble dans le centre supérieur qui est en
relations avec ces nerfs. En d'autres termes, le
trouble est dans le pénis ou bien dans le cerveau.

Or, dans ces cas, il n'y a pas de modifications à
la sensibilité ordinaire du gland ni à sa susceptibi-
lité d'être excité par la friction; je l'ai déjà dit. Il
est probable que le centre de cette fonction réside
dans la moelle épinière, et que les centres pour
l'érection et l'excitabilité par idéation aussi bien que
celui de la volupté, résident dans l'écorce cérébrale.

Pour le fonctionnement physiologique normal de
ce centre, il faut l'intégrité de deux parties anatomiques; des nerfs où naît la sensation, et par qui
elle est transmise au cerveau; du centre cortical qui
reçoit celle-ci et l'apprécie : si l'une ou l'autre de

ces parties est lésée, ou temporairement dérangée, la fonction sera à son tour atteinte.

Le mode d'action de certains médicaments nous donne d'utiles renseignements au sujet de cette question. C'est ainsi que les cantharides peuvent déterminer du priapisme, et un désir très intense qui arrive presque à la folie, et pourtant le plaisir que procure l'onanisme est très faible et parfois même il fait entièrement défaut. Dans d'autres cas elles déterminent le priapisme sans désir du coït et sans que l'acte sexuel soit accompagné de plaisir. C'est ainsi que Stillé [1] cite Dieu d'après lequel tandis que dans vingt-cinq cas où le médicament fut administré, le priapisme le présenta constamment, et le désir sexuel fut très rare, dans un cas d'empoisonnement qui m'a été connu, quoique je n'aie pas eu à soigner le malade, il a été déclaré que, bien que celui-ci ait pratiqué le coït trente et une fois dans une seule nuit et se soit entre temps fréquemment masturbé, il y avait un désir intense et du priapisme permanent, bien que la sensation voluptueuse fît entièrement défaut.

En outre, dans le priapisme dû à une affection centrale, il y a souvent tendance à la copulation, tendance impulsive, mais d'où n'est retiré aucun plaisir. Dans un article précédent j'ai cité un cas de Lallemand à l'appui, et il en est beaucoup d'autres qu'on pourrait relater.

On voit donc que les centres pour l'érection dif-

---

[1] *Therapeutics and materia medica*. Philadelphia, 1864, vol. I, p. 355.

fèrent de ceux du plaisir, et qu'il y a probablement dans le gland et dans les autres parties du pénis une série spéciale de filets nerveux dont la fonction consiste à être excitée et à donner des sensations agréables au cerveau.

Quand la perte de la sensation voluptueuse est d'origine centrale, elle ne s'accompagne générale-ment pas d'autres phénomènes anormaux, et quand il n'y a pas une sensation de satiété, d'indifférence ou de dégoût, elle s'accompagne presque toujours de certains symptômes de troubles dans l'activité céré-brale. Les cas de ce genre se présentent habituelle-ment chez les hommes qui ont beaucoup surmené leur cerveau et, par là se trouvent être moins impres-sionnables qu'à l'état normal. Ces sujets ne sentent souvent pas la saveur des différents mets; ils se plaignent que « les choses n'ont pas pour eux le même goût qu'auparavant; » il se peut qu'ils se trouvent hors d'état de jouir de belles choses qui les eussent autrefois infailliblement ravis, et la musique ne leur cause plus aucun plaisir. Ce sont là les in-dices d'un épuisement cérébral, et il y en a d'autres d'un caractère plus local, comme la céphalalgie, le vertige et une impuissance à concentrer l'attention, qui se présentent le plus souvent.

Dans de tels cas il faut conseiller de la modération dans la copulation, la cessation du travail mental excessif qui absorbe le patient, et un genre de vie susceptible de changer le cerveau du labeur auquel il s'est accoutumé. En même temps le traitement médical sera généralement très utile, et ce traite-ment consistera principalement en huile de foie de morue, en strychnine, en fer et en quinine. La strychnine peut avantageusement être donnée selon l'une ou l'autre des formules déjà spécifiées, et én doses graduellement croissantes jusqu'à 2 ou 3 milligrammes. Il n'y a rien de particulier à noter au sujet de l'administration des autres remèdes.

Le régime doit être nourrissant et abondant, les aliments azotés y tenant une place considérable, et il sera bon de donner un verre de vin de Bordeaux ou de Bourgogne à dîner. On ne peut se dispenser d'un exercice physique modéré. Il est certain que les occupations sédentaires nuisent matériellement au développement de sensations voluptueuses durant la copulation, et cela probablement parce que le travail est d'ordre principalement mental. D'autre part, une activité physique excessive est encore plus nuisible à la production de la sensation physiologique complète. Des hommes adonnés à des exercices athlétiques fréquents m'ont dit qu'un des résultats est une diminution marquée de la jouissance qui accompagne l'acte sexuel.

La fatigue mentale ou physique est un antagoniste de la jouissance sexuelle.

Il y a encore des cas où les préoccupations mentales sont tout aussi efficaces dans la destruction de la volupté que dans la destruction des désirs et de la puissance. Si l'esprit est absorbé d'une façon intense par des sujets autres que ceux qui devraient seuls l'occuper en ce moment, il est certain que la jouissance sera minima.

Dans l'autre forme de l'affection, il semble que le siège du mal se trouve dans le pénis. Le désir est vif, la puissance suffisante, l'esprit n'est point distrait, l'éjaculation et l'orgasme se produisent, et pourtant à peine y a-t-il trace d'une sensation voluptueuse. Les exemples de ce genre sont très communs et on les rencontre surtout chez les sujets qui ont abusé des plaisirs sexuels. L'on s'assure aisément que c'est bien là la cause à invoquer, en interrogeant les personnes qui ont pratiqué l'acte sexuel plusieurs fois dans une même nuit ou dans une courte période quelconque. Toujours la réponse est que, bien que la jouissance fût grande au premier rapport, elle diminua peu à peu, si bien qu'au sixième à peu près, l'acte ne s'accompagnait plus du moindre degré de volupté.

C'est encore un fait normal qu'à mesure que l'homme avance en âge, vers la quarante-cinquième ou cinquantième année, la sensibilité des nerfs du gland s'émousse, et le plaisir de l'acte sexuel est diminué d'autant. Les médecins sont constamment consultés pour des cas de ce genre par des hommes qui ne peuvent s'accommoder de cette situation, bien qu'elle soit aussi naturelle que le grisonnement des cheveux ou les rides du visage. Il n'est, à ma connaissance, aucune façon de ramener la sensibilité du jeune âge.

Il y a encore des personnes chez qui la jouissance normale est naturellement faible.

Ce sont, le plus souvent, des individus qui ont été chastes en pensée aussi bien qu'en action. Pour ceux-ci, le temps et l'occasion, voilà tout ce qu'il faut pour remettre les choses au niveau voulu. Mais pour ceux qui ne peuvent invoquer la chasteté comme cause, les perspectives de soulagement sont moins nettes. Ces sujets rappellent les personnes qui sont aveugles à certaines couleurs, sourdes à certains sons, inhabiles à goûter certaines saveurs ou à sentir certaines odeurs. Je n'ai encore rencontré qu'un seul cas de ce genre : ils sont, je crois, fort rares.

Dans ce cas, il s'agissait d'un homme d'une trentaine d'années environ, un orfèvre d'excellente santé. Jeune, il ne s'était jamais adonné à l'onanisme, bien qu'il eût de fréquentes pertes nocturnes.

A l'âge de vingt-cinq ans, il épousa une saine et vigoureuse femme de cinq ans plus jeune que lui et qu'il aimait fort. La nuit de son mariage, il pratiqua l'acte conjugal et eut une éjaculation avec les mouvements convulsifs ordinaires mais, sans la moindre sensation de plaisir. Le matin, éprouvant de vifs désirs et ayant une vigoureuse érection, il recommença, mais sans plaisir. Il éprouvait, déclara-t-il, à ces deux reprises, un certain degré de satisfaction mentale qui équivalait presque à une jouissance véritable, mais sans la moindre sensation dans le gland ou dans toute autre partie du corps.

Avant son mariage, il n'avait jamais pratiqué le coït, bien qu'il eût souvent de vifs désirs et érections. Un sens moral très élevé l'empêchait de s'adonner au libertinage. Une fois tous les deux jours, environ, il avait une perte nocturne, et, bien qu'il se réveillât toujours à ce moment, jamais il n'a eu conscience d'une sensation agréable quelconque accompagnant l'orgasme.

Il avait souvent entendu parler de l'acte sexuel comme donnant un très vif plaisir, et il dut croire qu'à cet égard, son mariage avait été une déception. Du côté de sa femme, tout allait bien, et il était convaincu qu'en lui seul se trouvait tout le mal.

C'est environ six mois après son mariage qu'il me vint consulter. Sa femme était alors dans une phase avancée de la grossesse, et il n'y avait pas à douter de la puissance sexuelle du mari. A l'examen, je ne pus découvrir aucun signe de maladie ou de dérangement d'une partie quelconque de l'appareil sexuel. Le gland semblait posséder toute sa sensibilité normale au contact, à la température et à la douleur. Seule la sensibilité à l'excitation vénérienne faisait défaut. Je conseillai l'électricité galvanique appliquée chaque jour au gland au moyen d'une éponge mouillée, et le faradisme par l'intermédiaire de l'eau. Mais au bout de six mois de ce traitement, aucune amélioration ne s'était établie, et il le cessa. Plusieurs années se sont maintenant écoulées, mais il m'apprend que pas une fois il n'a éprouvé dans l'acte sexuel une jouissance autre que le sentiment de bien-être dont il m'avait parlé.

Je suis porté à croire que la circoncision, quand elle est pratiquée durant l'enfance, diminue généralement les plaisirs sexuels, et qu'il en va de même quand l'opération est pratiquée sur l'homme fait. A l'égard du premier point, il est presque impossible d'arriver à des conclusions positives, en l'absence d'une échelle fixe. Cela rappelle la question qui agita, il y a quelque deux ou trois cents ans, les philosophes de la médecine, la question de savoir qui, de l'homme ou de la femme, éprouvait

le plus vif plaisir dans l'acte copulateur. Après que
des arguments très compliqués ont été échafaudés
de part et d'autre, le problème est demeuré intact,
et il restera insoluble tant que nous ne pourrons
être hommes et femmes alternativement.

Ce qui nous a été dit par quelques personnes qui
ont été circoncises peu après la puberté, et qui se
sont ensuite adonnées à l'acte sexuel, c'est que, dans
les cas où le sujet pouvait avant l'opération rétracter le prépuce durant le coït, l'opération avait diminué d'une façon marquée les sensations voluptueuses éprouvées par la suite. Par contre, dans les
cas où il était impossible de rétracter le prépuce,
l'opération a non seulement augmenté la puissance,
elle l'a dans quelques cas, créée là où elle n'existait
nullement.

J'imagine que la nature a destiné le gland à être
habituellement presque recouvert par le prépuce
tant que le pénis n'est pas en érection, et que ceci
est nécessaire pour la sensibilité entière du gland,
et que la circoncision, en permettant au gland d'être
constamment en contact avec l'air et avec les vêtements, détermine un épaississement de sa délicate
membrane d'enveloppe, et en diminue la sensibilité.
Elle agit comme le fait l'exposition aux intempé-
ries, et le travail manuel sur les mains qui jusque-là ont été gantées et n'ont point travaillé. La
peau s'épaissit et devient rude, et la sensibilité tactile des doigts est considérablement diminuée. Les
extrémités des doigts d'un homme qui n'a jamais
pratiqué le travail manuel distingueront les deux
pointes de l'esthésiomètre à moins d'un seizième de

pouce de distance, tandis qu'un maçon ne les distinguera pas à une distance double.

L'extrême étroitesse du prépuce qui rend impossible la mise à découvert du gland est un obstacle efficace au plaisir sexuel. Dans ce cas, il faut ou bien la circoncision, ou encore fendre le prépuce, et en peu de temps la sensibilité, si elle n'existait, prend son développement normal.

J'ai rencontré un cas d'anesthésie du gland qui résultait, en apparence, d'une immersion fréquente et prolongée dans la mer. Le patient était un juif, et en été, tandis qu'il était en séjour au bord de la mer, il avait l'habitude de prendre trois bains par jour, chacun de ceux-ci ayant une durée d'une heure environ. Était-ce bien là la cause de l'impuissance partielle par anesthésie du gland qui se produisit graduellement avant la fin de l'été? Il est permis de le discuter, mais la relation de cause à effet semble probable. En tenant le gland enfermé dans un condom après l'avoir lubréfié avec de la vaseline, la sensibilité fut rétablie en deux mois environ.

IMPUISSANCE SEXUELLE CHEZ LA FEMME

Il a été affirmé par ceux qui ont considéré la question d'une manière superficielle que l'impuissance ne peut exister chez la femme qu'en raison d'obstacles purement mécaniques. Nous avons vu, dans la section qui précède, qu'il y a d'autres causes d'impuissance chez l'homme que les causes physiques, et il en doit être de même pour la femme, si l'on réfléchit quelque peu, et si l'on considère les différents éléments de l'acte copulateur normal.

Adoptant pour les femmes la classification que nous avons employée en étudiant l'impuissance chez l'homme dans ce livre, nous voyons qu'il y a comme causes de l'impuissance chez la femme :

1° L'absence de désirs sexuels ;

2° L'opposition physique à la pénétration du pénis dans le vagin ;

3° L'impuissance à éprouver l'orgasme sexuel.

CHAPITRE PREMIER

Absence de désirs sexuels.

Dans l'étude de cette partie du sujet, il faut ne point oublier que les femmes présentent des désirs sexuels moins intenses que ne le fait l'homme. Comme l'a fait remarquer un écrivain anglais, il est bon pour la sainteté de la famille qu'il en soit ainsi. L'éducation de la femme dans les communautés civilisées, les restrictions qui lui sont imposées par les coutumes sociales sont, en outre, souvent de nature à s'opposer au développement de l'appétit sexuel. Il serait bon, pour l'avenir de la race humaine, que pareil frein pût être mis à ce développement chez l'homme.

a. L'absence de désirs sexuels chez la femme peut résulter de l'*absence* ou de l'*arrêt de développement du clitoris*. Il est douteux que le clitoris puisse jamais faire défaut naturellement, congénitalement. Il n'est point rare que de nos jours le chirurgien en pratique l'ablation, et chez certaines nations sauvages, celle-ci est chose coutumière. Dans les cas que j'ai pu observer où le clitoris avait été enlevé chirurgicalement, il y avait eu diminution notable, mais non perte absolue de l'appétit sexuel. Tandis qu'il est probablement vrai que sans la possession de la sensibilité spéciale dont est doué le clitoris, le désir de l'acte sexuel serait minimum, il est certain, d'autre part, que le désir est souvent d'origine mentale et que les organes générateurs y jouent un rôle secondaire, du moins en ce qui concerne la séquence des sensations. Un regard, un contact, une pensée peut être le point de départ.

En outre, il est très certain que le clitoris n'est pas la seule partie des organes génitaux dont l'excitation puisse développer le désir sexuel, car la membrane qui tapisse le vagin et la presque totalité de la vulve est pareillement douée, bien qu'à un moindre degré. En fait, il y a des raisons pour croire que le col et l'orifice de l'utérus possèdent une sensibilité analogue à celle du clitoris.

L'extrême petitesse du clitoris est encore une cause de défaut ou d'absence des désirs sexuels. J'ai observé plusieurs cas où se présentait cette anomalie, et dans tous, c'était évidemment la cause de la froideur existante. Dans l'un d'eux, le clitoris n'était guère plus gros qu'un grain de moutarde, et la femme qui en était munie, femme mariée de vingt-deux ans, n'avait jamais éprouvé la moindre impulsion vers l'acte conjugal. C'était une femme d'humeur douce à tous les points de vue, affectueuse de nature, et très attachée à son mari. La copulation ne lui produisait pas le dégoût qu'elle provoque chez quelques femmes, mais tandis qu'elle se soumettait passivement aux désirs de son mari, elle n'éprouvait pas sous ses carresses le moindre désir. Parfois elle éprouvait un léger plaisir dans les organes génitaux externes, mais il n'était point suffisant pour faire désirer la continuation de l'acte, et il s'évanouissait peu à peu.

Dans ces cas d'absence ou d'exiguïté du clitoris, l'art médical ne peut naturellement rien. Roubaud (*op. cit.*, p. 453) est, avec réserves, incliné à recommander que, par suite de la loi physiologique bien connue d'après laquelle l'organe se développe en proportion directe avec son usage, les excitations érotiques psychiques ou physiques soient employées.

Il me semble toutefois — et je crois que tous les médecins de ce pays seront de mon avis — que ces moyens sont inacceptables. Nulle femme ne pourrait les employer elle-même ni les laisser appliquer par d'autres sans risquer de subir une démoralisation complète. En outre, je crois qu'il est très douteux qu'à l'exemple d'un muscle, le clitoris augmente de dimensions sous l'influence du fonctionnement. Le tissu musculaire, sous l'influence de la volonté, se contracte et se brûle dans le processus, de la nouvelle substance prenant la place de celle qui s'en est allée, et presque toujours en quantité plus grande qu'il n'en est besoin. Mais avec le clitoris et les autres organes érectiles, il ne se produit pas une métamorphose active de ce genre, régressive ou progressive, et il n'y a pas de surplus pour une néoformation. Il n'y a pas de preuves à l'appui

15.

du fait que le clitoris est plus grand chez les femmes qui abusent du coït ou de l'onanisme que chez celles qui sont modérées ou même entièrement conti- nentes.

C'est seulement quand l'organe est absent ou anormalement réduit que le désir sexuel fait dé- faut. Si, dans des cas de ce genre, on avait recours à l'excitation manuelle la plus étendue, il est pres- que certain que l'on n'agirait aucunement, et que l'on n'obtiendrait aucun accroissement du volume du clitoris.

b. Il est des cas où le désir sexuel fait défaut, sans qu'on puisse trouver une cause du genre de celle dont il s'agit, ou même une cause quelconque. Il y a là ce que j'appelle *absence originelle du désir sexuel*.

Roubaud exprime des doutes à l'égard de l'absence essentielle du désir sexuel chez la femme et affirme n'avoir observé aucun cas de ce genre. Mais bien que les exemples en soient probablement rares, il est certain, pour moi, qu'on en rencontre occasion- nellement, et qu'ils sont dus à un défaut d'organi- sation, indépendamment de toute cause appréciable qui puisse expliquer l'absence de ce désir. C'est là ce que Roubaud appelle la « froideur organique idiopathique. » Non seulement, dit-il, aucun cas de ce genre ne s'est offert à lui, mais il affirme n'avoir pu en découvrir la trace dans les écrits d'aucun écri- vain. Quand une femme affirme n'avoir jamais éprouvé le désir sexuel, il a toujours trouvé la cause soit dans des circonstances morales, soit dans des conditions locales ou générales affectant l'appareil générateur. Les cas qui suivent serviront à montrer, je crois, que cette opinion est erronée.

Mme C... avait été mariée deux ans quand elle vint me consulter. Durant cette période, elle n'avait jamais éprouvé le moindre développement de l'appétit sexuel, et jamais, au cours de sa vie, elle n'avait éprouvé le moindre désir. Au moment où je la vis, elle avait environ vingt-cinq ans, était bien formée et avait l'apparence de la santé. Jamais elle n'avait eu de maladies graves, si ce n'est la scarlatine durant la première enfance; elle avait été menstruée à seize ans et ses règles avaient toujours été régulières. A l'examen, je vis que son clitoris était aussi bien développé que chez la majorité des femmes, les ovaires se sentaient distinctement et semblaient normaux; l'utérus avait les dimensions normales. Le coït ne lui avait jamais été douloureux, mais il ne lui offrait aucun plaisir. Elle n'avait jamais éprouvé l'orgasme. La sensibilité tactile et l'aptitude à sentir la douleur n'étaient inférieures au niveau ordinaire dans aucune partie des organes génitaux externes. Elle avait toujours volontiers aidé aux désirs de son mari et souhaitait, comme elle le disait, d'être « comme les autres femmes. » Différents procédés avaient été imaginés dans le but de développer l'appétit sexuel, mais sans autre effet que de lui inspirer un sentiment de dégoût. Elle aimait son mari et était désireuse de faire tout ce qui était en son pouvoir pour lui complaire, et c'était pour cela qu'elle venait me voir. Je dus toutefois lui déclarer qu'à mon avis, l'art médical ne pouvait rien pour elle. J'aurais aussi bien pu essayer de lui changer la couleur de ses cheveux; mais comme les cheveux subissent parfois une altération radicale de couleur, je lui déclarai qu'il était tout juste possible que, par l'action de causes naturelles bien qu'inconnues, elle arrivât à éprouver le mieux qu'elle désirait. En réponse à sa question, je lui déclarai que je ne voyais aucun motif pour qu'elle ne devînt pas enceinte, et, en fait, deux ou trois ans plus tard, elle eut un enfant, et son mari m'apprit qu'elle commençait à éprouver le désir sexuel.

Dans un cas de ce genre, il me paraît que l'explication la plus rationnelle de l'absence du désir sexuel et celle de son développement ultérieur doit être recherchée dans l'idée que le système, du moins en ce qui concerne cette faculté, a subi un retard de développement. Nous voyons très souvent que certaines caractéristiques mentales font leur apparition à une période relativement tardive de la vie, et il n'y a pas de raison, autant que je le puis voir, pour qu'une condition de ce genre ne puisse pas exister à l'égard de l'appétit sexuel.

Toutefois, dans le cas que voici, cette explication ne peut être invoquée. Mme O..., âgée de trente-cinq ans, mariée depuis plus de quinze ans, n'a jamais éprouvé de désirs sexuels. Il n'y a pas de signes de maladie organique ou de malformation d'une partie quelconque de l'appareil générateur. Il n'y a pas de répugnance pour le coït et parfois elle en a tiré des sensations agréables, mais sans exciter le désir de la répétition de l'acte et sans que les caresses de son mari aient pu développer des sentiments érotiques. La menstruation est régulière, comme inter-

valle et quantité ; la santé générale a toujours été
excellente.

Dans ce cas, il n'y avait comme cause possible
qu'un défaut originel d'organisation. Comme nous
ne savons point dans quelle partie du système nerveux l'appétit sexuel est logé, il est impossible d'as-
signer un siège à l'anomalie. Il ne semble pas qu'il
y ait d'indications thérapeutiques, car aucune partie de l'appareil génital ne semble être en défaut.

CHAPITRE II

Obstacles pathologiques à l'intromission du pénis dans le vagin.

Les causes de ce genre qui s'opposent au coït peuvent se classer sous deux rubriques :

a. Conformation anormale des organes sexuels externes ;

b. Affections acquises des organes sexuels externes.

a. Dans la première catégorie, nous avons différentes subdivisions qui sont les suivantes :

1° *États anormaux de la vulve.*

L'absence de l'orifice vulvaire a été constatée dans quelques cas rares en compagnie d'autres malformations graves comme l'oblitération partielle ou totale du vagin. Dans ces cas, il n'y a ni grandes ni petites lèvres, ni clitoris, mais seulement une surface lisse, continue, dépourvue de poils [1]. Par-

---

[1] Roubaud. *Op. cit.*, p. 386.

fois il arrive que la vulve, tout en renfermant tous les organes, est très imparfaitement développée, et demeure chez l'adulte ce qu'elle était chez l'enfant.

Il est encore d'autres anomalies de développement qui sont plus curieuses au point de vue pathologique qu'elles ne sont intéressantes pour la question qui nous occupe.

Elles consistent en différentes formes d'arrêt de développement de la vulve et de l'anus ou de la vulve et de la vessie.

Dans les états dont il s'agit, il n'est point possible au coït de s'exécuter, et aucun remède ne peut être employé. Mais il est d'autres cas où l'intervention chirurgicale permet d'espérer quelque soulagement, par exemple, quand le vagin présent ne possède point d'orifice vers l'extérieur, et peut être atteint par le bistouri et doté d'une ouverture praticable. On ne peut tracer des règles générales à l'égard de la nature précise de l'opération à faire : chaque cas veut être jugé individuellement.

L'*occlusion de la vulve,* poussée au point de s'opposer à l'introduction du pénis, n'est pas très rare. Elle peut dépendre d'une conformation vicieuse du bassin par suite de laquelle le vagin se trouve comprimé selon l'un de ses diamètres, ou encore de l'existence d'exostoses congénitales qui ferment plus ou moins la cavité pelvienne, d'où une diminution correspondante dans le calibre du vagin. Dans ces cas encore, aucun remède n'est applicable.

L'entrée du vagin peut être totalement ou partiellement obstruée par des anomalies variées des parties molles. C'est ainsi que les lèvres peuvent

être adhérentes ou avoir des dimensions telles
qu'elles nuisent matériellement à l'intromission du
pénis. Les adhérences des grandes ou petites lèvres
peuvent généralement être traitées chirurgicalement : selon le degré de l'adhérence, on peut se
servir du bistouri ou de son manche, ou même de
la simple traction. Quand les lèvres sont de dimensions exagérées, comme cela se présente souvent
chez les femmes africaines et parfois chez celles des
zones plus tempérées, on peut les couper. Les lèvres
sont encore sujettes à des végétations morbides variées qui, par leurs dimensions, peuvent entraver
l'exécution normale de l'acte sexuel. Là encore, il
faut employer le couteau, la ligature ou le cautère,
selon le cas. Les *tumeurs enkystées* des lèvres peuvent être traitées par l'incision d'une portion du
sac avec évacuation du contenu et cautérisation des
parois à la teinture d'iode ou à la solution du nitrate d'argent ou du chlorure de zinc. L'ablation totale est toutefois la seule opération qui s'oppose
complètement à toute récidive.

L'hydrocèle des grandes lèvres peut exister d'un
seul côté ou bilatéralement. Il faut le même traitement que dans les cas d'hydrocèle du testicule.

Les *végétations* syphilitiques ou puerpérales
peuvent être abondantes au point de s'opposer à
l'acte sexuel : pour les premières, il faut le cautère
actuel ou la ligature ; pour les dernières, elles disparaissent spontanément après la grossesse.

Il peut y avoir hernie des grandes lèvres par
suite de la protrusion d'une partie du contenu de
l'abdomen à travers le canal inguinal, et cette her-

nie peut être telle qu'elle s'oppose à l'intromission.
Le traitement doit naturellement être chirurgical
et adapté au cas.

Le *clitoris* peut avoir des dimensions telles qu'il
empêche la copulation. On rapporte des cas où cet
organe aurait présenté les dimensions du pénis,
mais ils sont à peine dignes de foi. Probablement
les dimensions de cet organe n'ont jamais dépassé
celles du pouce, à moins que l'augmentation n'ait
été due à une hypertrophie acquise ou à une tu-
meur.

L'excision peut toujours être pratiquée, si les circonstances sont telles qu'elles exigent l'intervention
opératoire.

Le vagin peut manquer, comme je l'ai déjà dit, ou
bien il peut exister plus ou moins incomplet. Parfois l'utérus manque également en totalité. L'oppor-
tunité d'une opération doit être déterminée d'après
la considération des conditions de chaque cas en
particulier, et celle-ci doit avoir plus ou moins le
caractère d'une tentative. Dans les cas où le vagin
se termine inférieurement en cul-de-sac, le chirurgien peut beaucoup faire pour le soulagement du
patient.

Quand toutefois l'organe fait défaut, et surtout
quand l'utérus manque également, l'intervention
opératoire n'est guère justifiable.

L'*étroitesse du vagin,* poussée au point de s'opposer au coït, n'est nullement une chose rare. Des
conditions anormales qui viennent d'être énoncées,
c'est l'une de celles pour lesquelles on vient le plus
souvent chercher un soulagement. Heureusement,

et si peu favorable que puisse paraître le cas, il est rare qu'une amélioration suffisante ne puisse être produite.

Parfois, la constriction siège dans une partie limitée du vagin; dans d'autres cas, elle porte sur la totalité de l'orgasme. Roubaud (*op. cit.*, p. 403) cite deux cas intéressants.

Le premier est celui d'une jeune femme dont le vagin était tellement étroit qu'à peine y pouvait-on introduire une plume d'oie. A chaque période menstruelle elle éprouvait une forte et douloureuse sensation de tension dans la matrice et le flux s'établissait avec lenteur et difficulté. A l'âge de seize ans, elle fut mariée à un homme jeune et vigoureux dont elle ne put recevoir les caresses. Des médecins la virent et la déclarèrent incapable de pratiquer l'acte sexuel. Néanmoins, après onze ans d'impuissance et de stérilité, et sans que le vagin eût augmenté de calibre, cette femme devint enceinte. Son état, comme on le peut bien imaginer, inspirait à ses amis la plus vive inquiétude, car on prévoyait que le travail naturel serait impossible. Mais, vers le cinquième mois de la grossesse, le vagin commença à se dilater, et à l'époque où la délivrance était proche, il avait acquis les dimensions nécessaires pour permettre le passage de l'enfant.

Chez l'autre femme, le vagin présentait dans toute son étendue une constriction égale à celle qui existait dans le cas précédent. Elle épousa, elle aussi, un homme à désirs sexuels puissants, mais, en raison de sa triste condition, elle ne pouvait recevoir ses caresses, et le mariage allait être déclaré nul et

non avenu quand le médecin qui fut consulté pres-
crivit l'ordonnance que voici. Il employa d'abord
les fermentations émollientes, puis introduisit un
pessaire en racine de gentiane dans toute l'étendue
du canal, en le remplaçant progressivement par des
racines plus grosses jusqu'à ce qu'il pût introduire
un pessaire en moelle de maïs. Il finit par introduire
de l'éponge comprimée; les substances, en s'imbi-
bant du mucus vaginal, dilatèrent si bien le vagin
que celui-ci put remplir tous ses offices.

Un traitement analogue produirait sans doute de
bons effets dans tous les cas de ce genre. Il serait
bon toutefois de substituer la tige de lycopode à la
racine de gentiane et de se servir ensuite de l'éponge
comprimée. Il existe aussi différents appareils mécaniques agissant au moyen de vis, et de telle manière que les parois peuvent en être écartées, comme
cela a lieu pour certain spéculum vaginal, de telle
sorte que lorsqu'ils sont introduits après dilatation
préalable par les moyens indiqués, on peut opérer
encore une nouvelle dilatation.

L'*hymen* peut être si dense dans sa structure
qu'il oppose un obstacle réel au coït, ou encore le
canal vaginal peut être clos par une ou plusieurs
membranes adventices placées à différentes distances de l'orifice externe. Ces cas n'offrent aucune
difficulté au chirurgien; ces membranes peuvent
être aisément sectionnées ou incisées selon les besoins spéciaux des cas. Il est rare que l'opération
nécessaire n'ait pas été faite avant l'âge nubile, ou
au moins à l'époque où les règles font leur apparition. C'est pour permettre l'écoulement des mens-

trues plutôt que pour faciliter le coït que ces membranes sont incisées ou excisées.

En dehors de ces conditions, il en est d'autres qui,
tout en ne s'opposant pas à la copulation, sont telles
qu'elles rendent celle-ci douloureuse et contre-na-
ture. Il est à peine besoin de faire plus que les signaler. Parmi elles sont les fistules vésico-vaginales
et recto-vaginales, les ulcérations syphilitiques et
autres, la vaginite et différentes affections et blessures. Celles-ci doivent naturellement être traitées
selon les principes généraux de la chirurgie. Il est
rare que le médecin ou le chirurgien ait à s'en
occuper comme cause d'impuissance sexuelle.

CHAPITRE III

Le vaginisme.

Bien que l'état auquel feu le Dr Marion Sims a donné le nom de *vaginisme* fût connu avant ses travaux sur cette affection, c'est à ce distingué médecin que nous devons la première étude complète et systématique d'une maladie qui est, entre toutes, la plus fréquente cause de l'impuissance chez la femme. Le Dr Sims[1] a défini le vaginisme : une hyperesthésie extrême de l'hymen et de la vulve associée à un tel degré de contraction spasmodique et involontaire du sphincter du vagin, que le coït devient impossible. Cette définition résume brièvement les principaux symptômes du mal, qui sont la douleur et le spasme lors du coït ou lors de la tentation d'introduction d'un corps étranger quelconque, comme le doigt, dans le vagin. Néanmoins, on rencontre parfois des cas où la douleur siège au-dessus ou au-

[1] *Transactions of the Royal obstetric Society*, 186?.

dessous de l'hymen, qui n'est pas lui-même le siège
d'une douleur particulière. D'autre part, le sphincter n'est pas le seul muscle qui présente des contractions spasmodiques, et parfois celles-ci font totalement défaut, et alors l'hyperesthésie excessive constitue le seul symptôme marqué.

Sir James Simpson [1] considère le mal comme dû à
une hyperesthésie du nerf honteux, tandis que le
Dr Grailey Hewitt [2] le regarde comme n'étant pas
toujours dû à la même cause, mais comme résultant
essentiellement d'une altération locale, ou irritation
des nerfs du point affecté même. Quoi qu'il en soit,
il n'est point douteux, selon moi, que le vaginisme
ne soit la conséquence de quelque trouble du système nerveux, et que, dans la majorité des cas, ce
trouble ne siège dans la moelle épinière, constituant l'état connu sous le nom d'irritation spinale,
ou anémie des colonnes postérieures de la moelle
épinière.

Une des caractéristiques de la douleur et du spasme
du vaginisme, c'est qu'ils sont plus prononcés lorsqu'on touche légèrement les parties affectées que
dans le cas où l'on exerce une pression régulière.
J'ai vu des cas où l'introduction du doigt ou même
de la sonde provoquait une vive angoisse, alors que
deux ou trois doigts fermement maintenus ne déterminaient qu'une très faible souffrance. Dans ces cas,
l'introduction du pénis ne provoquait guère de

[1] *Clinical Lecture on the Diseases of Women.* New-York, 1870;
p. 284.

[2] *Diseases of Women.* 2e édition américaine. Philadelphie, 1873;
p. 706.

troubles locaux tant que celui-ci restait tranquille,
mais dès qu'il frottait contre les parois vaginales,
la douleur devenait insupportable, et il fallait cesser toute tentative.

Il n'est pas étonnant que les femmes atteintes de
vaginisme frissonnent à la seule pensée du coït.
L'expérience leur a appris que la douleur et l'angoisse sont plus grandes qu'elles n'en ont jamais
enduré. Elles renoncent donc très vite à toute tentative de ce genre, et plus tard, s'il ne peut être
remédié à cette situation, si érotiques qu'elles aient
pu être, elles perdent tout désir vénérien.

Le vaginisme n'est naturellement pas limité dans
son influence à la question du coït : des dérangements de la menstruation, la leucorrhée et différents
états psychiques qui avoisinent et même atteignent
l'état de folie, se produisent souvent. Nous n'avons
toutefois pas à nous occuper en ce moment de ces
questions.

En ce qui concerne la copulation, les deux éléments de perturbation sont, comme nous l'avons
déjà vu, la douleur et les spasmes. Tous deux peuvent se présenter dans des proportions différentes.
Dans quelques cas, si la femme peut endurer la
douleur, le coït est possible, car le spasme du
sphincter est faible ou nul.

Ailleurs, le spasme représente le trait caractéristique, le moindre attouchement suffisant à le provoquer, alors que la douleur est minima. A cet
égard, le vagin se rapproche de l'urèthre, qui parfois se ferme spasmodiquement aussitôt qu'un effort
est tenté pour passer une sonde ou un cathéther.

Le vaginisme se manifeste rarement avant la puberté, et en fait on peut dire que dans la grande majorité des cas il n'apparaît qu'avec la période génératrice de la femme. Il se montre donc rarement après cessation des règles, ou avant les tentatives de copulation. Dans les cas où le mal fait son apparition très tôt, le premier signe est généralement perçu par la patiente elle-même, alors qu'elle se touche, au bain ou ailleurs.

Parmi les causes prédisposantes, l'hystérie vient en première ligne. Il est douteux que le vaginisme puisse être amené directement par les excès sexuels ou l'onanisme, bien que j'aie vu un cas où il semblait avoir été causé par l'introduction répétée, dans un but d'onanisme, de corps étrangers dans le vagin. Pareillement on voit des cas où une disproportion entre les dimensions du pénis et celles du vagin représente la cause la plus appréciable. Il n'y a pas bien longtemps, une femme vint me consulter pour ce mal, une femme qui, un mois auparavant, avait épousé son deuxième mari, un homme vigoureux et passionné.

Jamais le coït avec son premier mari n'avait déterminé chez elle le moindre désagrément, mais avec le second, il avait été douloureux dès le début, et était devenu insupportable et presque impossible. L'examen montra les choses sous leur vrai jour. Il y avait une hyperesthésie extraordinaire au niveau des caroncules myrtiformes, et il se produisait un fort spasme du vagin quand on cherchait à introduire le doigt. Des questions appropriées établirent que la disproportion entre les parties sexuelles de

la femme et du mari était telle que jamais le coït
n'avait été satisfaisant pour l'un ni pour l'autre.
Elle était convaincue qu'à cette cause, et à cette
cause seule, était dû son vaginisme. Il n'y avait pas
étroitesse notable du vagin, de sorte que le mal
n'était point de son fait. Je la priai de m'envoyer
son mari, et quand je l'eus examiné je n'eus plus le
moindre doute sur la façon dont il convenait d'établir les responsabilités.

Mais les causes de ce genre ne peuvent guère que
développer le vaginisme chez une femme qui y est
déjà prédisposée, et souvent cette prédisposition est
telle que l'influence du coït suffit seule à établir
complètement le mal. La diathèse hystérique, par
exemple, a sans doute une grande influence dans la
détermination du vaginisme, et jouit d'une action
plus puissante encore dans l'irritation spinale quand
le siège du mal est dans le région lombaire de la
moelle.

Au sujet de l'origine spinale du vaginisme, mon
expérience est bien nette. Il est rare que dans le
vaginisme nous ne trouvions pas aussi une sensibilité de la portion lombaire de la moelle et plusieurs
des autres symptômes qui accompagnent l'anémie
des colonnes postérieures de cette région.

Le traitement du vaginisme est aussi satisfaisant
que celui de toute autre maladie connue. En fait,
avec notre connaissance actuelle de l'action thérapeutique des drogues, il est presque défendu de dire
qu'on peut échouer dans la cure de ce mal. Sans
m'occuper des remèdes douteux, et sans même citer
ceux que des raisons théoriques indiqueraient comme

pouvant rendre des services, je vais brièvement décrire ma méthode de thérapeutique qui m'a toujours donné du succès.

En premier lieu, laver largement les parties sexuelles avec une solution de chlorhydrate de cocaïne au dixième, et après que l'hyperesthésie morbide a quelque peu diminué, insérer dans le vagin un tampon de charpie, saturé de la solution, et maintenu en place par un autre tampon sec. Changer ces tampons deux fois par jour.

En même temps, donner le bromure de sodium, de potassium ou d'ammonium à haute dose. Je donne généralement de 3 à 6 grammes dans le tiers d'un verre d'eau, et en quelques heures je commence avec une solution de une once et demie pour 4 onces d'eau, dont une cuillerée (15 décigrammes) trois fois par jour.

S'il y a de la sensibilité dans la région spinale, badigeonner chaque jour avec de la teinture d'iode ou poser un vésicatoire, ou encore appliquer le cautère actuel, ou bien tirer des étincelles de la région au moyen de la grosse boule en bronze d'une machine électrique statique, tandis que le patient s'assied sur le tabouret isolé. Si ces mesures sont négligées, le mal, bien que temporairement soulagé par la cocaïne et le bromure, reviendra certainement aussi vite que disparaîtra l'influence de ces derniers agents.

Quand il y a disproportion entre les organes sexuels il faut prendre des mesures pour vaincre l'obstacle : il faut s'efforcer de dilater le vagin de façon que le coït puisse se faire sans douleur.

Ceci peut se faire, tandis que la patiente est sous l'influence de l'anesthésie générale ou après quelques jours de traitement par les bromures et la cocaïne, ainsi qu'il a été dit plus haut, au moyen d'un appareil du genre du spéculum à 2 ou à 3 branches, manié par un chirurgien. Cette méthode est de tous points préférable à celle qui consiste à employer des substances qui dilatent lentement, comme l'éponge comprimée, la racine de gentiane, etc. Dans ceux de ces cas dont il a été parlé, la dilatation forcée au moyen des doigts a été effectuée de la façon indiquée, et avec un plein succès. La patiente a pu par la suite devenir enceinte, et n'a plus présenté de désordres. Naturellement, rien ne dilate mieux le vagin que le passage du fœtus ; mais, malheureusement, il arrive le plus souvent que le vaginisme s'oppose presque absolument à l'apparition de la grossesse.

CHAPITRE IV

Inaptitude à éprouver l'orgasme sexuel.

Tout médecin sait que nombre de femmes traversent une longue vie conjugale sans avoir jamais ressenti, lors du coït, la moindre sensation de plaisir. Il sait aussi qu'il est des femmes qui, originellement normales à cet égard, perdent très tôt, ou bien avant le moment où l'on s'y attendait, cette aptitude au plaisir sexuel.

La vie sociale de la femme est telle qu'elle lui impose des barrières qui n'existent point ou existent moins pour l'homme. Elle peut être unie à un homme brutal ou dégoûtant, tel que l'idée seule du coït est horrible. L'élément mental joue un tel rôle dans l'acte sexuel, qu'il n'est pas étonnant que, dans de telles circonstances, la femme demeure absolument insensible, alors que peut-être, avec un homme capable de provoquer l'action, les choses iraient tout autrement. C'est là un point qui a été souvent négligé. L'affection qui a pu autrefois exister a pu dis-

paraître de part et d'autre. Si elle a abandonné le
mari, il n'approche sa femme que s'il est poussé
par le simple instinct animal. Il s'abstient totalement, ou bien il cherche à satisfaire son appétit et
son émotion avec une femme capable d'éveiller l'un
et l'autre. Mais pour les femmes il en va autrement,
si ce n'est pour celles qui trafiquent de leur corps,
et même, chez elles, l'amour, si fugitif qu'il puisse
être, s'éveille souvent. Pour les autres, il est douteux que, dans le dixième des rapprochements, elles
éprouvent la moindre sensation de plaisir à un moment quelconque. La femme honnête, mariée, se
soumet passivement et est impuissante. Elle perd la
faculté de jouer son rôle dans l'acte sexuel, ou si
elle est mariée, par la force de circonstances irrésistibles, à un homme qu'elle hait, elle n'éprouve
jamais le moindre plaisir sous ses carresses. Au contraire, celles-ci lui inspirent le plus profond dégoût.

Dans les cas de ce genre, le médecin ne peut rien:
la mort ou le divorce peuvent seuls remédier à la
situation, et alors un autre mariage, plus heureux,
complète la guérison. Il est une autre sorte d'impuissance qui se rencontre chez la femme et qui, sans
être complète, donne de grands soucis et conduit
souvent à des complications nerveuses inquiétantes.
Je veux parler de la forme où, avec de vifs désirs et
l'aptitude à éprouver l'orgasme dans toute son intensité, le plaisir ne se produit jamais, parce que
l'homme atteint son apogée au moment où la femme
n'y est point encore parvenue. Le pénis redevient
flasque, l'homme a fini sa partie et la femme demeure avec son système nerveux très excité et atten-

dant quelque chose qui ne se réalise point. C'est un fait général que les femmes sont plus lentes que les hommes à atteindre le *summum* du paroxysme vénérien. Dès le début de l'acte, elles éprouvent un certain degré de plaisir, mais celui-ci n'obtient son complet développement qu'avec plus de lenteur que cela n'a lieu chez l'homme. Il est probable qu'à l'état de nature, il n'y a pas de différence à cet égard entre les hommes et les femmes, mais la civilisation a mis des barrières au développement de l'appétit sexuel chez un des sexes, alors qu'elle n'en a mis que peu ou point à son exercice chez l'autre. Il en résulte l'impétuosité chez les hommes, et la pudeur et la réserve chez la femme. Il arrive souvent qu'avec la répétition de l'acte sexuel, cette inégalité disparaît en grande mesure; mais ceci ne se produit pas toujours, tant s'en faut, et beaucoup de femmes à désirs vifs, et qui aiment leur mari, traversent la vie sans avoir guère l'idée de ce qu'est l'acte sexuel; elles n'ont jamais éprouvé dans sa plénitude le plaisir qui caractérise le coït.

Dans beaucoup de ces cas, les moyens thérapeutiques, bien qu'ils puissent ne consister qu'en quelques paroles claires et judicieuses, s'adressent au mari. Si toutefois il semble qu'il y ait lieu de stimuler l'appétit sexuel de la femme, on peut prescrire la solution suivante :

Extrait de chanvre indien,
— de noix vomique.   *aa* 2 grammes.
— aqueux d'aloès. .   6 décigrammes.

Cent pilules; trois par jour.

En outre, les douches vaginales chaudes avant de se mettre au lit. Grâce à ces moyens, j'ai vu de mes patientes éprouver un mieux très sensible. Tout l'acte sexuel est tellement sous la dépendance de l'habitude que, selon toute vraisemblance, le perfectionnement une fois acquis devient permanent.

L'*onanisme* est une des principales causes de l'indifférence des femmes à l'égard du coït et de leur inaptitude à éprouver l'orgasme. Les raisons en sont presque identiques à celles qui ont été indiquées pour les hommes adonnés à ce vice. Les images formées par l'imagination sont à tel point plus intenses que les faits réels que ces derniers ne suffisent pas à produire le degré d'excitation nécessaire à la production de l'orgasme. Il y a là une cause d'impuissance selon le système de classification adopté dans le présent ouvrage.

Il est difficile de traiter avec succès les cas du genre de ceux dont il s'agit, même dans les circonstances les plus favorables, et il est malaisé d'obtenir ces circonstances. Tout d'abord, il faut une renonciation complète à l'onanisme ; en second lieu, un repos absolu des organes sexuels en ce qui concerne le coït pendant une période qui leur permette de récupérer leur tonicité perdue. Cette période varie selon les cas, il y faut souvent une année. En troisième lieu, éviter les pensées ou les fréquentations lascives. Il est, je l'ai dit, difficile d'obtenir tout ceci. Mais sans ces conditions, il n'est guère la peine que le médecin entreprenne la cure. Si toutefois on peut arriver à les réaliser, il y a des chances sérieuses pour qu'avec le temps, la guérison soit

obtenue. Celle-ci sera facilitée par la fréquentation
d'une société de haute moralité. Les médicaments
ne servent pas à grand'chose, à moins d'indications
spéciales, et le traitement est plutôt mental que physique. Je ne m'occupe ici que des effets de l'onanisme sur l'indifférence sexuelle et l'impuissance à
l'égard du sexe masculin : si je l'envisageais à
d'autres points de vue, j'aurais beaucoup à dire,
comme l'on peut bien penser.

Les *excès sexuels* produisent chez la femme les
mêmes effets que chez l'homme. Les cellules nerveuses du centre qui préside à la fonction s'épuisent
sans doute et ne répondent plus correctement au
stimulus qui, normalement, les met en action. Il
n'y a pas d'érection du clitoris ni des parties voisines comme lui érectiles ; la friction du pénis contre
ces parties ne détermine pas de plaisir, et si l'orgasme est atteint, il est imparfait, et les sensations
voluptueuses sont réduites au minimum. Dans ces
conditions il arrive parfois que le désir demeure
aussi vif que par le passé, et d'autres fois il est
éteint.

Les cas de ce genre veulent être traités d'après
les principes qui ont été posés dans la première
section de ce travail pour la cure de la même condition chez l'homme.

Tout d'abord, continence complète, et éviter tout
ce qui par la vue, l'ouïe, le toucher, la mémoire,
peut exciter les organes déjà épuisés. En même
temps un léger traitement tonique. La prescription
de la page 107 convient fort bien, et on y peut ajouter avec fruit un verre de vin de coca à chaque re-

pas. Si la sensibilité des tissus érectiles et de la muqueuse vaginale est notablement diminuée, on peut employer l'électricité avec profit. Elle est, à mon avis, de beaucoup préférable aux embrocations recommandées par quelques autorités françaises.

Celles-ci renferment quelque substance stimulante comme la moutarde, l'ammoniaque, l'alcool, et peuvent être employées quand on ne peut avoir recours à l'électricité. Le courant faradique appliqué au moyen d'une éponge mouillée placée dans la vulve tandis que l'autre est en contact avec la région lombaire ou vulvaire, représente une forme d'électricité très recommandable. Le courant galvanique peut toutefois être employé, et, dans certains cas, il agit mieux que l'électricité faradique.

Dans ces cas, il faut que le mari et la femme fassent lit à part, mieux encore, chambre à part. Les raisons de ce conseil sont évidentes, et il n'est point besoin de les spécifier plus clairement.

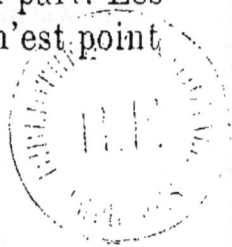

FIN

TABLE DES MATIÈRES

1ʳᵉ SECTION

IMPUISSANCE CHEZ L'HOMME

SECTION II

IMPUISSANCE CHEZ LA FEMME